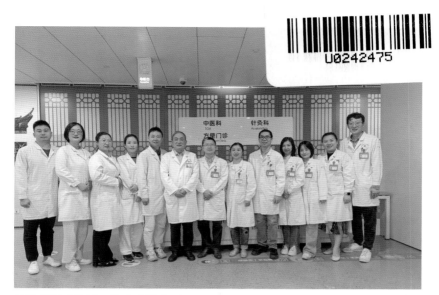

仲远明学术传承工作室成员合影
（从左到右）徐万里、卢静、姜丽芳、朱丹、高岑、仲远明、张朝晖、周静珠、
朱伟坚、陈欢、唐青青、朱蕊、周帅

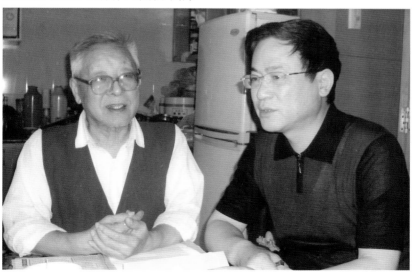

与国医大师徐景藩教授合影

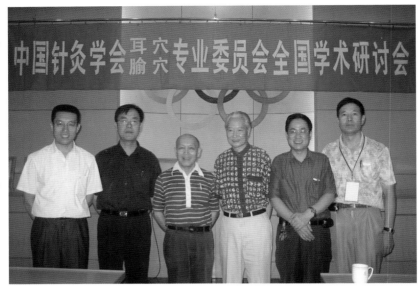

全国耳针学术研讨会合影
（从左至右）周立群、赵百孝、陈帆荪、许瑞征、仲远明、薛定明

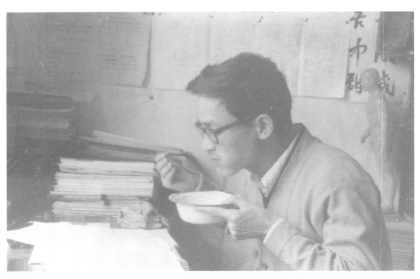

年轻时学习生活照

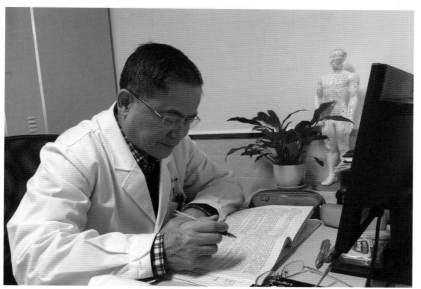

门诊工作照

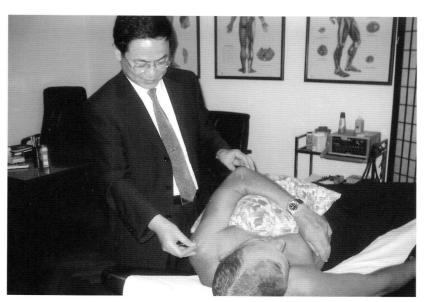

在意大利为患者针灸

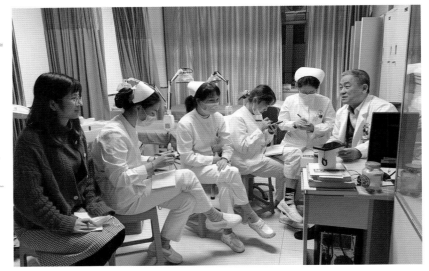

带教工作照

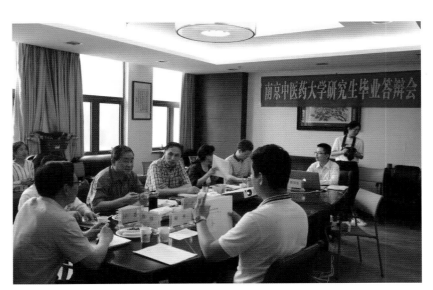

指导研究生论文答辩

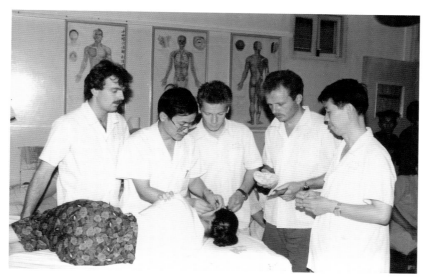

带教外国留学生

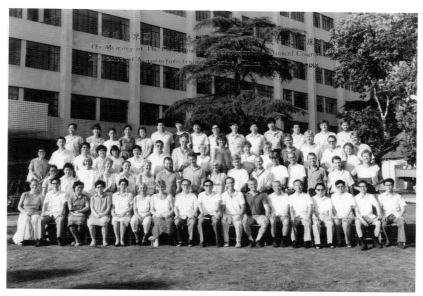

与国际针灸培训班学员合影

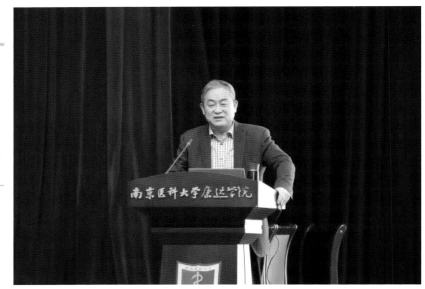

为医学生讲座

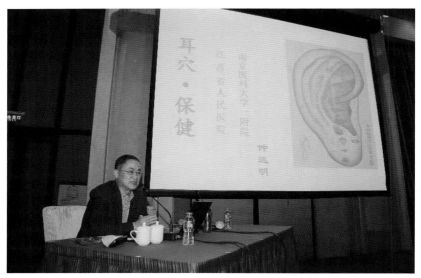

为江苏省工会干部开展讲座（2018）

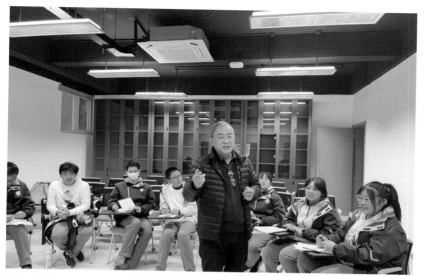

为中学生开展耳穴科普讲座

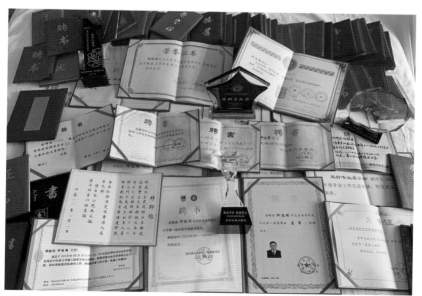

获奖证书、奖牌、聘书等

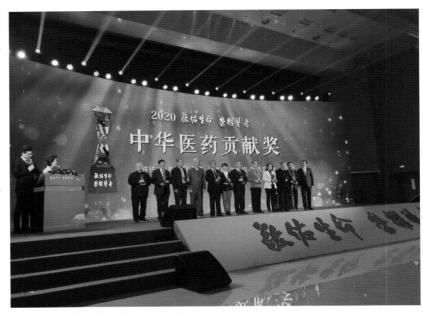

荣获中华医药贡献奖（2020 年）
左起第五位

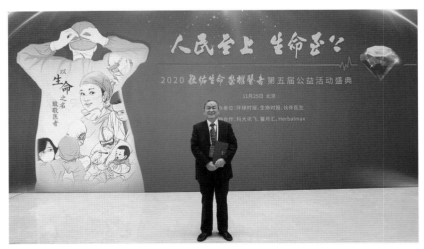

荣获全国"荣耀医者"称号（2020 年）

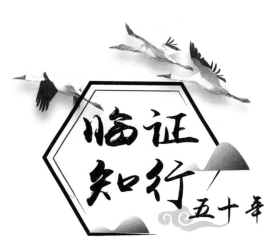

临证知行五十年

——仲远明教授中医临床经验集

主　编／仲远明

副主编／张朝晖　高岑

编　委／（按姓氏笔画排序）

卢　静　朱　丹　朱伟坚　朱　蕊

陈　欢　周　帅　周静珠　唐青青

姜丽芳　徐万里

东南大学出版社

SOUTHEAST UNIVERSITY PRESS

·南京·

图书在版编目(CIP)数据

临证知行五十年 : 仲远明教授中医临床经验集 / 仲
远明主编. — 南京 : 东南大学出版社,2024.4
ISBN 978 - 7 - 5766 - 1361 - 2

Ⅰ. ①临… Ⅱ. ①仲… Ⅲ. ①中医临床-经验-中国
-现代 Ⅳ. ①R249.7

中国国家版本馆 CIP 数据核字(2024)第 059724 号

责任编辑:陈潇潇　责任校对:韩小亮　封面设计:王玥　责任印制:周荣虎

临证知行五十年——仲远明教授中医临床经验集
Linzheng Zhixing Wushi Nian——Zhong Yuanming Jiaoshou Zhongyi Linchuang Jingyan Ji

主　　编	仲远明
责编邮箱	380542208@qq.com
出版发行	东南大学出版社
出 版 人	白云飞
社　　址	南京四牌楼 2 号　邮编:210096
网　　址	http://www.seupress.com
经　　销	全国各地新华书店
印　　刷	南京凯德印刷有限公司
开　　本	880 mm×1230 mm　1/32
印　　张	6.75
字　　数	175 千字
版　　次	2024 年 4 月第 1 版
印　　次	2024 年 4 月第 1 次印刷
书　　号	ISBN 978 - 7 - 5766 - 1361 - 2
定　　价	48.00 元

* 本社图书若有印装质量问题,请直接与营销部调换。电话(传真):025 - 83791830。

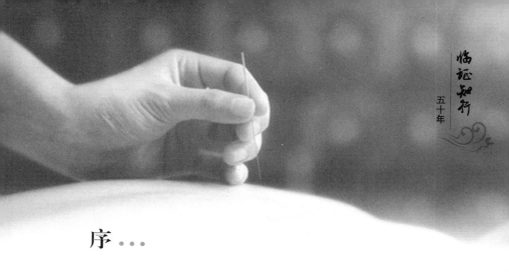

序 ...

　　我与仲远明医师相识多年，从 20 世纪 80 年代初开始共事，共同经历了科室的发展、时代的变迁、医学领域的挑战和变革。

　　仲远明医师正直谦虚、为人真挚、勤奋好学。他的奉献精神和对中医的热爱，让他在职业生涯中取得了优异的成就。在 90 年代后期担任科主任之后，仲远明医师特别注重针灸科的整体发展，尤其致力于我科特色耳针疗法的继承和发展。尊重前辈，学习掌握耳针技术，同时培养新生一代，为科室长远发展和耳针传承做了大量工作。

　　仲远明医师勤朴明志，始终保持着对中医真谛的追求。他将耳针技术与其他疗法相结合，探索多针种结合和针药兼用的方法，形成了独特的个人风格。他对患者真诚耐心，善于倾听理解，在中西医结合框架下辨证施治，赢得了众多患者的信赖和尊重，充分体现了中医的仁爱精神。

　　仲远明医师即使退休后，依然坚持临床一线工作。他无私地分享自己的经验和知识，指导后辈医生，并积极参与医学交流和学术研讨，对中医事业做出了持久而宝贵的贡献，他的奉献精神和医学素养令人敬佩。

　　这部书聚焦了仲远明医师的中医针灸临床经验,这也是他独特诊疗风格的完整体现。今阅此书,先读为快,故愿为广大读者推荐,乐之为序。愿本书能够让更多的医学后辈在中医之路上受益,也让更多读者可以从中医这一我国优秀文化中获益。

　　　　　　　国际著名耳针专家　江苏省名中西医结合专家

　　　　　教授　主任医师　许瑞征

　　　　　　　2023 年秋　序于南京医科大学

　　　　　　　时年 86 岁

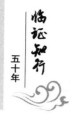

自序

我是仲远明,从医到今年已经五十余载。时光荏苒,回顾起多年前刚开始踏入中医大门的那段岁月,年轻的我怀着满腔热忱,希望通过中医针灸的神奇之术,为患者解除痛苦,恢复健康。当时,我对中医的了解还只是冰山一角,但却深深被中医智慧所吸引。这份热爱与信念驱使着我不断学习,不断实践。五十年如过眼烟云,但在我身上,却有着千百个日夜的坚持和沉淀。在这个漫长的旅程中,我遇到了无数患者,他们也是我医者生涯的老师,他们的病痛激励着我不断探求更有效的治疗方法。我寻访名医、博采众长,目睹过中医针灸的奇迹,也深知其中的挑战与责任。

编写本书的初衷,正是希望将我所掌握的、历经时间考验的内容记录下来,同时也是对我临床经验的思考和总结。本书主要包括我对中医针灸相关问题的理解、耳针疗法相关经验和对具体疾病的诊疗经验三部分。我深知,中医针灸不仅是简单的技巧,它承载着中华民族悠久的历史与智慧,是一门艺术和学问相结合的学科。因此,我力求少说或者不说废话,将五十年的经验无保留地记录下来,分享我在实际诊疗中的心得体会,希望把中医针灸的"干货"传承下来,不求流芳百世,但求无愧我心,希望本书能成为您学习中医针灸的良师益友。

本书并非只为中医针灸的专业人士而写。无论您是中医针灸从业人员、医学爱好者、还是中医学生,这里都有适合您的内容。我希望借此书,唤醒更多人对中医的兴趣和热爱,让传统医学在现代社会焕发新的生机与活力。在今天这个信息爆炸的时代,我们很容易被琳琅满目的知识所迷惑。但我深信,中医针灸这把独特的钥匙可以打开身心健康的大门。希望在阅读这本书的过程中,您能够领略到中医的博大精深,了解到她对于保健和治疗的巨大价值。

本书成书过程历时一年多,均是由我口述给我们传承团队,由各位团队成员(同时也是临床医生)在繁重的工作之余书写初稿,我最终审校修改而成,时间仓促,挂一漏万,一家之言,难免存在疏漏偏颇,请读者见谅。

最后,我要衷心感谢每一位参与这本书出版的人。他们的辛勤努力让这本书得以面世。也感谢每一位患者和学生,是你们让我成为更好的医者。我希望这本书能够回馈社会,造福更多人,成为您学习和了解中医针灸的得力伴侣。

仲远明

2023 年 8 月 1 日　于金陵

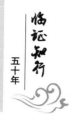

个人小传

••••

    仲远明,男,1952 年出生,江苏南通如皋人。主任医师,教授,研究生导师,2002 年获评江苏省名中医,中国针灸学会耳针专业委员会副主任委员、顾问,江苏省暨南京市针灸学会副会长,江苏省针灸学会耳针专业委员会主任委员、荣誉主任委员,江苏省高级职称评审委员会委员。1995—2012 年,担任江苏省人民医院针灸科主任、南京医科大学中医针灸学教研室主任;2015 年至今被南京医科大学附属眼科医院聘为中医科主任、特聘专家、南京医科大学及第一临床医学院教学督导。辛勤耕耘五十载,仲远明教授在针灸临床及耳针研究领域学验俱佳,对痛证、眼病、人体系统功能调整颇具心得,在促进康复、治未病、抗衰老方面经验丰富。

1. 从医经历

    20 世纪 70 年代初,仲教授于江苏如皋黄市卫生院当乡村医生,一边学习一边跟随启蒙老师陈茂才、阚承才、宗志和等内外全科医生先辈走村串乡,为农村老少妇幼解除疾苦。在那个一穷二白、生活窘迫、缺医少药的年代,不但初步学会了解决常见病、多发病的西医诊疗常规,也学会了一些用一根针一把草救治疾苦的中医诊疗方法,同时深刻地体会到贫苦百姓的艰辛和患者的痛苦,深感做好一名医生的不易,除了同情病人之外,更需要全面提高医学理论知识和实际操作水平。

1974年,仲教授进入南京中医学院中医系(现南京中医药大学)深造学习。大学的教学氛围和各门功课拓宽了他的眼界,从此勤学不辍。从理论学习到医院见习,从课堂到开门办学实践,从知其然到知其所以然。在此期间,仲教授幸蒙已故国医大师徐景藩以及张国才等老师的厚爱和指点,参加门诊跟诊抄方,参与下乡医疗。徐老编写《中医内科学》教材时,彼时还是油印版,仲教授跟随恩师,参与其中,抄写稿件,刻印钢板,徐老也耳提面命为人之法、行医之道。徐老的点拨和大医风范,对仲教授行医之路产生了深远的影响。

1978年毕业后,仲教授被留校分配在了南京医学院(现南京医科大学)中医针灸学教研室工作,后转至南京医科大学第一附属医院(江苏省人民医院)中医科工作。后因国际针灸班教学师资的需要,转入针灸科。1992年又参加了硕士研究生班进修学习一年。此后,长期从事临床、教学、科研工作。作为全省最大的综合性医院,江苏省人民医院学科门类齐全,大家云集。长期的工作中,仲教授耳濡目染于"医者之精气神",心神汇悟。科室前辈陈巩荪、许瑞征老师在耳针领域的精妙针术与学术造诣,他们德术并举、病人至上的风范,伴随仲教授学用至今。江苏省人民医院针灸科耳针团队历经七十载发展,如今五代同堂,承前启后,守正创新,并为全院各学科、病房的疑难杂症,提供了有效的治疗方法。

2. 为医、为人、为学、为师

为医,古人讲"不为良相,便为良医"。医生是为人的生命健康服务的。不忘初心,健康所系,性命相托,做一个德术并举、病人至上的好医生,一直是仲教授的努力方向。五十年来,他先后诊治约30万病人,解决了许多疑难杂症,"好口碑医生""神针佛心""仲医承道远,神针送光明"等牌匾锦旗，记录了无数患者的褒奖。

为人，也是为仁。仲教授常说：一个医生不仅要精通医术，为病人解决痛苦，还要有一颗善心。晋代名医杨泉所言："夫医者，非仁爱之士不可托也，非聪明理达不可任也，非廉洁纯良不可信也"。五十年来，仲教授一直坚守临床，虽年已古稀还响应政府号召，在江苏省红十字会的组织下，多次远赴新疆、贵州、陕西等贫困边远老区，走街串巷，跋山涉水，送医送药，针暖人间。

为学，活到老，学到老，尤其是现在知识爆炸的年代，不学则退。"人贵在勤，勤能补拙"是仲教授的座右铭，常教导后辈"一勤百事通"，要勤学，勤问，勤思考，勤交流，勤实践，逐步积累经验。仲教授一直坚持学习，在学习中工作，在工作中学习，"处处留心皆学问"，所谓"君子无常师"，三人之中必有我师。他一直坚信，人身疾病，不是不能治，而是苦于无良法，无良方。唯有学习，才能更好地为患者服务。

为师，"博学至精，明德至善"，仲教授经常教导学生和弟子，"勤朴，读书，明理，有为"，"术可济世，德以修身"。多年来，仲教授努力做好中医药文化的"传帮带"，把他的经验体会，传授给年轻医生及其弟子，指导、带教研究生及弟子逾百人。先后为南医大各个专业及江苏省电大、莫愁职校、老年大学等授课逾万课时。退休后还不断为金陵中学、南师附中的中学生普及中医、讲授中医药哲学思想及其内涵，为社区百姓讲授健康养生知识。因为对耳针情有独钟，数十年来致力于耳针推广与研究，作为江苏耳针第四代传承人，在江苏省人民医院针灸科，承上启下。如今耳针团队老中青团结协作，年轻一代均为硕、博士生，奋发有为，硕果累累。也曾多次应邀赴美国、意大利、马来西亚等地讲学交流。江苏省人民医院针灸科是南京国际针灸培训基地，仲教授团队累计培训外籍学员近700名，这些学员分别来自四十多个国家和地区，可谓桃李满天下。小小银针蕴含无限智慧，它已不仅仅是治病救人的工具，更是传递国际友谊的媒介！

数十年来,仲教授主编和参编《针灸学》《耳穴诊治学》等相关教材专著十余部,发表研究论文60余篇,各类研究课题近10项,获实用新型专利4项,多次荣获南医大和江苏省人民医院先进工作者、优秀教师、优秀党员、优秀科主任等。1995年荣获江苏省青年中医基金奖励。2006—2011年,担任江苏省高级职称专业评审委员会委员。2010年荣获全国耳针研究杰出贡献奖。2011年荣获江苏省中医药科学技术二等奖。2017年在新华网、江苏省医院协会联合举办的2017届江苏医院微电影节中荣获"医者针情最佳人物奖"。2020年荣获全国"荣耀医者""中华医学贡献奖";江苏省名老中医药专家传承工作室导师。其间,江苏省人民医院针灸科先后荣获耳医学集体贡献奖、团体奖,作为主任委员单位,带领江苏省针灸学会耳针专业委员会多次荣获先进专业委员会。

仲教授常言,"我的人生成长,是时代造就了我,经历锻炼了我,学习丰富了我,家人同志们帮助了我"。仲远明教授,用五十年临床工作践行中医仁爱精神,用勤奋博学身体力行影响和指导着后辈,为中医的传承发展做出了杰出的贡献。

目录 CONTENTS

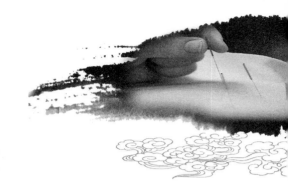

第一章　耳穴

第一节　耳穴总论

耳穴疗法是江苏省人民医院针灸科的传承项目，苏政发〔2023〕100号文已公布本院的"耳针疗法"入选江苏省级非物质文化遗产代表性项目名录，也是我毕生的重要研究方向之一。对于耳穴的一些问题，我在这里谈谈我自己的一些体会。

1. 如何理解耳穴疗法的历史？

我认为耳穴疗法的历史应该从广义和狭义两部分来理解。

广义的耳穴疗法泛指中医疗法里与耳廓诊治疾病相关的所有理论与方法，借耳诊治疾病在中国有悠久的历史和经验。这样的历史最早便可追溯到两千多年前了。长沙马王堆汉墓出土的帛书《阴阳十一脉灸经》中就有关于"耳脉"的记载了。而到了《黄帝内经》中，关于耳的记载《素问》有59条，《灵枢》有36条。其中，最经典的便是《灵枢·口问》中记载的"耳者，宗脉之所聚"。后世医家在内经的基础上，不断实践，不断总结，也不断地补充了耳廓与脏腑、经络疾病诊治相关的理论和方法，丰富了中医耳穴疗法的内容。

1956 年诺吉尔（Nogier）首次向法国针灸学会提出了他有关耳针疗法的发现，提出了 42 个耳穴点和形如胚胎倒影的耳穴分布图，这一耳穴图促成了耳穴的系统化。1958 年，是耳穴疗法历史的关键转折点。这一年诺吉尔的研究成果经叶肖麟在《上海针灸杂志》发表，该理论激起了我国中医学者们对耳穴疗法的研究热潮，耳穴疗法逐渐系统化、标准化。这也就是我认为的狭义的耳穴疗法，即指以中医理论与现代全息生物学说为依据，通过刺激耳廓上与脏腑器官相对应的穴位而诊治疾病的微针疗法。这部分的耳穴疗法理论体系的形成有 70 多年的历史。我与陈巩荪、许瑞征等前辈一起在临床工作中参与并见证了耳穴疗法的这段历史。老一辈耳针专家全方位地从临床耳穴疗法的探索与应用，到耳穴国家标准与国际标准的制定，在一系列过程中，我得到了许多启发与收益。

2. 耳穴疗法的内容包括那些？

耳廓是外耳的组成部分，主要由弹性软骨、韧带、脂肪、结缔组织和退化了的耳肌以及覆盖在外层的皮下组织、皮肤等构成，耳廓的神经分布极为丰富，动静脉血流、耳廓的淋巴多呈网状，是人体的重要组成部分。正常人体耳廓大小约 7 cm×4 cm，耳廓的大小厚薄因人而异，解剖结果则基本一致。

（1）耳穴的定位及分布规律

我个人临床上采用的耳穴主要参考 2008 年国家标准化管理委员会颁布的国家标准《耳穴名称与定位》。虽然也会使用一部分个人经验定位的耳穴，但大部分耳穴的定位仍以国标为主。国标耳穴的分布规律为：耳垂对应头面部；耳屏对应咽喉、内鼻、肾上腺；屏上切迹对应外耳；对耳屏对应头脑；对耳轮对应躯干；对耳轮下脚对应臀部；对耳轮上脚对应下肢；耳舟对应上肢；三角窝对应盆腔、内生殖器;耳轮脚对应膈肌;耳轮脚周围对应消化道;耳甲艇对应腹腔;耳甲腔对应胸腔;屏间切迹对应内分泌腺系统。

（2）耳穴辅助诊断

"视耳好恶,以知其性",临床中我倾向于在治疗之前先通过望耳、摸耳、测耳等方法观察耳廓、耳穴的轮廓及相关阳性反应点。这些反应点就如同记号一样,可以把人体过去的、现在的或即将发生的疾病雕刻在耳廓上。这样做往往能起到辅助诊断的作用,为进一步诊治疾病提供思路与线索。这也就是我们临床提出的"诊治结合"的理论,即耳穴阳性反应找得好,治疗效果就好。

（3）耳穴的刺激方法

耳穴的刺激方法很多与体针是相似的,但又具有其自身特色。临床上,我个人比较常用的耳穴刺激方法是耳穴贴压法、耳穴毫针针刺法、耳穴艾灸法、耳穴放血法与耳穴按摩法等。

毫针针刺耳穴是我临床上最常用的耳穴刺激方法之一。针刺时我多根据病人的个体差异及病症,采用直刺、点刺、斜刺、透刺的方式,并且强调在毫针刺入耳穴之后通过手法寻找得气感,务必让患者耳廓局部能感受到酸、痛、胀,甚至发热等感觉,方能奏效。

耳穴的贴压法一般在针刺结束后进行,目的是在针刺结束后能维持对患者耳穴的刺激。对于畏惧针刺的患者,也可单独使用耳穴贴压刺激。贴压耳穴可以双侧进行,亦可左右交替贴压,一周 2 次。耳穴贴压后应嘱咐患者维持一定的按压频率。按压的时候同样需要达到酸、胀、热、痛的感觉,一般每日按压 3～5 次,每次按压 1～2 分钟,根据患者病情的需要可酌情增减。

温灸耳穴不仅能够治疗疾病,还是一种疗效显著的保健方法。艾灸可以激发耳廓气血,调整、补益气血运行,进而调整人体经络气血的运行,气行则血行。临床上,针对一些虚寒证的患者可采用温灸耳穴的方法,以达到温经散寒的目的。我在临床上多采用艾条温和灸或者耳孔灸、仿苇管器灸进行。

针对一些热证、实证的患者,我个人多采用耳穴放血的方法进行祛邪泻热逐瘀。耳穴放血的部位以耳尖或相对应的脏腑器官耳穴以及耳轮为主。采用一次性无菌注射针头进行点刺,在操作时需注意无菌操作,以防造成感染。放血量根据患者体质的综合考虑,一般控制在 1 ml。

最后,我个人非常推崇将耳穴按摩作为治疗与日常保健的主要方法。操作时,可通过手指指腹或者采用按摩棒对耳廓的不同分区点进行点按、揉搓等刺激。

(4)耳穴治病的原理

耳穴的原理主要是耳与脏腑经络的联系。《灵枢·口问》记载"耳者,宗脉之所聚",即百脉皆通于耳,这是耳穴疗法诊治疾病的中医理论经典概括。耳廓在形象上与倒置的胎儿(人体)相似,亦是中医取类比象思维的高度体现。

如今,大量学者借助现代科学的研究手段对耳穴疗法的生物学机制进行了深入探索,为耳穴疗法提供了许多的科学依据。其中,最具代表性的就是神经学机制以及全息生物学机制。神经学机制以耳-迷走反射理论为核心,即通过刺激耳廓上的耳穴主要激活迷走神经耳支,继而经过一系列复杂的过程调控脏腑功能。全息理论学则认为一个生物体是由处于不同发育阶段和具有不同特化的多重"全息胚"组成。"全息胚"是生物体结构和功能与周围有相对明确边界的相对独立的部分,"全息胚"内部又在结构和功能上有相对完整性。人体的耳廓是具有相对独立性的"全息胚",具有人体全身的信息,正是由于耳廓与人体部位信息的对应关系,加之耳廓动静脉网络血流及淋巴循环丰富,让耳穴具备了诊断与治疗疾病的能力。

3. 耳穴临床应用优势

根据多年的临床经验总结,我认为耳廓虽小,然耳穴刺激可"上清头目,下温四末,内调脏腑,外通经络",在临床应用上的优势颇多。

(1)人体的耳穴系统代表了全身脏腑、四肢百骸,是人体全身器官组织的一个缩影。耳穴与人体形象相关,从中医取类比象思维可以看出耳廓与人体联系密切,是全息概念的体现。总体而言,耳廓上与人体组织器官的对应关系,比如与头部对应的耳垂部,与四肢对应的耳舟、对耳轮脚,与内脏对应的耳甲等等。实际上,这种对应关系也对指导临床具有重要意义。因此,耳廓虽小却可以治疗全身脏腑、组织、器官的疾病。

(2)耳穴疗法使用方便。耳穴疗法在操作的时候对体位不存在严格的要求,不论站位、卧位、坐位或运动状态下,均可运用耳穴治疗。曾经遇到一例半夜急诊肾绞痛的患者,西医注射杜冷丁(哌替啶)效果不明显。于是,我采用耳针对其治疗,耳针刺激后疼痛立刻得到缓解。还有一次观看乒乓球比赛,遇到选手踝关节扭伤,疼痛剧烈,我当场给予耳穴治疗,患者疼痛迅速缓解得以继续参加比赛。耳穴治疗在外出旅行中也具有大用处,例如晕车晕船而造成的恶心呕吐,水土不服导致的腹痛腹泻,旅行不适应造成的睡眠不良等,均可以通过耳穴治疗缓解,说明耳穴治疗方便操作。此外,正由于耳穴对治疗体位要求不高,针对一些重症患者、长期卧床的慢性病患者也可以采用耳穴治疗。

(3)耳穴疗法操作灵活,刺激方法多样化。耳穴疗法在针刺的时候,可采用 0.5～1 寸的针,耳廓常规碘伏消毒后即可进行针刺。针刺可浅刺、中刺、深刺,或者透刺。针刺时可以静留针,还可以动留针,即在耳穴针刺之后嘱患者边留针,边活动身体(如腰扭伤,针刺耳穴腰骶区后活动腰部)。此外,耳穴疗法还可以压豆、放血、埋针、艾灸等等。

(4)耳穴疗法适合长期进行。在用耳穴疗法治疗疾病时,急性病可以采用短期治疗,疾病治愈或症状缓解后,治疗结束。对于慢性病,可采用耳穴疗法进行长期的、持久的刺激。耳穴刺激方法不拘泥于毫针针刺,而可以采用耳穴压豆、艾灸、按摩等方法。这些方法患者可以自行操作,不需要频繁去医院就诊,有利于患者坚持治疗和继续巩固治疗效果。如耳穴压豆,可以 3～5 天更换一次,患者在这期间,可以自行按压王不留行籽;耳穴按摩,可以指导患者每日用双手对耳廓进行按摩、提捏,如全耳按摩、手摩耳轮、提捏耳垂等,可要求患者早晚长期按摩,从而激发经气,通经活络;耳部艾灸,可以嘱咐患者家属给予患者耳廓穴位艾条悬灸,可达到温经散寒、温养五脏、运行气血的功效。这些治疗方法方便家庭操作,非常适合治疗慢性病,且能起到一定的防病保健、抗衰老作用。

(5)耳穴疗法的优势病症——急症和痛症。耳穴疗法不仅可用于慢性病的防治,对于急症,往往也有意想不到的效果。据统计,耳穴疗法可以治疗内科病,如:头痛、心动过速、心绞痛、顽固性呃逆、惊厥、胃痉挛、急慢性胃肠炎、胃肠功能障碍、食物中毒、食物过敏、中暑、癔症等;外科病,如:胆道蛔虫病、胆绞痛、急性肠梗阻、急性腰扭伤、落枕、急性尿潴留、输尿管结石等;妇科病,如:痛经、月经不调、子宫功能性出血等;儿科病,如:惊风、高烧、哮喘、神经性呕吐等等。耳针治疗操作方便,不受体位、环境、条件限制,在缺医少药的地区及缺乏急救药物的紧急情况下,可快速解痉止痛、消肿止喘、抗炎抗休克,争取宝贵救治时间。

耳穴镇痛也是耳穴疗法的优势之一。早在 20 世纪六七十年代,我们江苏省人民医院针灸科就尝试通过耳穴镇痛辅助麻醉,临床和科研在全国都处于领先地位。后又进行了耳针参与辅助生殖取卵镇痛的研究,亦取得了较好的临床疗效。耳穴镇痛可用于治疗内脏疼痛,如:胆绞痛、肾绞痛、术后疼痛、痛经;也可用于治疗躯体疼痛,如:肩周炎、坐骨神经痛、三叉神经痛、紧张性头痛、偏头痛、急性腰扭伤、运动系统的其他急慢性局部疼痛。

(6)寻找耳穴阳性反应点是治疗核心。耳穴最早出现在《内经》时期,来源于民间的临床实践,并在实践中不断加以总结,是大量临床经验的积累。虽然在1992年开始颁发国家标准,并于2008年再次修订,明确了93个耳穴的命名和定位,但这并不能展现耳穴全貌。作为耳穴工作者,不但要了解熟悉耳穴的国标内容,对于各个历史时期出现的非国标内容也应该了解和熟悉。不同时期的耳穴,都是耳穴工作者的实践经验。

此外,熟悉耳穴固然很重要,但我认为,更重要的是观察耳穴的阳性反应点和如何用好阳性反应点。**真正意义上可以治疗疾病的耳穴,是敏感穴位和阳性反应点,这才是耳穴疗法的核心**。诚然,这些阳性反应点,随着体质及疾病的转归也会转移或消失。所谓耳穴阳性反应点,就是人体在病态下的耳穴反应敏感点。当人体有疾病时,往往在耳廓某一些部位出现痛敏、皮肤电特性改变、变色、变形等反应。在临床中,通过"望、摸、测、问、辨",可以很容易地找到这些反应点。

望,即望耳廓形态、皮肤颜色,判断人体气血盛衰;望相应耳穴群有无血管扩张、颜色改变、结节及隆起变化等,寻找特异性反应点。

摸,即摸耳廓软硬、厚薄,寻摸耳廓各个部位有无触痛等异常。

测,即用探针、探棒或耳穴探测器在相应耳区由周围向中心均匀有力的按压探测,寻找压痛最敏感部位或相关阳性反应点作为针刺刺激点。

问,即详细询问患者疾病的发病史、病程、缓解因素、药物服用及相关检查、家族病史等等。

辨,即通过"望、摸、测、问"综合辨析患者病情,辨证施治。如治疗功能性胃肠病,重点观测耳穴群(神门、胃、十二指肠、脾、肝、大肠、小肠、贲门、食道等);治疗眼部疾病,重点观测耳穴群(眼、目1、目2、肝、脾等)。耳穴的阳性反应点可随着病情变化而发生改变,我们可根据反应点的变化来判断疾病转归。

(7) 耳穴疗法与其他方法协调治疗。临床上耳穴疗法可单独运用,也可以跟其他治疗方法联合运用。常用耳穴疗法配合体针、艾灸、穴位注射、拔罐、刮痧、推拿、激光、中药、西药等等。研究表明,往往综合疗法的治疗有效率高于单一药物治疗或者单一穴位疗法。我认为在诊疗疾病时,需要通过辨证论治,发挥各种疗法的特长优势,以提高临床疗效。

4. 耳穴疗法的局限性

(1) 任何一种治疗手段都不能包治百病。耳穴疗法也不例外。耳是人体五官之一,只是人体的一个局部。耳廓上的耳穴虽然可以代表人体的缩影,在临床上,大部分疾病运用耳穴也能取得很好的疗效;但是耳穴疗法也不能包揽一切,对所有的疾病都包打天下。每种治疗手段都有其优势,耳穴疗法有它独特的优势,但绝对不是万能的。临床上很多情况下,耳穴疗法需要配合其他针灸治疗方法,如:体针、头针、腕踝针等,以提高临床疗效。如腰痛的患者,我们可以先通过针刺耳穴,嘱咐患者活动腰部,以缓解腰痛;之后,可要求患者俯卧位于治疗床,配合针刺腰部体穴,疏通局部经络气血,以取得更好的治疗效果。

(2) 耳穴针刺痛感强烈。耳廓大部以弹性软骨为支架,覆以皮肤,皮下组织较少而紧密,富含血管神经。耳穴针刺的时候,痛感较体穴强烈,患者往往害怕耳穴针刺产生的疼痛,而抗拒耳穴针刺。

（3）耳穴针刺易引起局部组织感染。进行耳穴治疗时,要用碘伏仔细消毒耳廓皮肤。临床上由于耳廓消毒不严格,耳穴针刺后易产生感染,可出现耳软骨炎。这也是很多医院不愿开展耳穴针刺的原因,常常用耳穴压豆代替。但是只要消毒严格,是可以避免感染发生的。在我们数十年的耳针疗法经历中,因耳针感染者毕竟还是极少的。

第二节　耳穴养生抗衰

人体老化是指成年以后,随着年龄的增长,在结构与功能上表现的一种进行性衰退。与年龄相符的老化现象叫做衰老,也称增龄性衰老,是随着年龄的增长,人体组织、器官以及内脏功能呈现出的一种动能下降的衰老症状。这是一种正常的生理现象。若出现与年龄不相符的老化叫做早衰,是老化的一种病理表现。衰老的表现不仅仅是人的外貌、皮肤的老化,还包括了机体的各个器官功能减退的表现,如:白发、耳聋、眼花等一系列症状。

拥有健康的体魄对于每个人来说都很重要。卫生部原部长钱信忠讲过,健康对于中老年人就是时间、就是精力。有了健康身体就可以为人类事业做贡献。如何使中老年人保持身心健康,保持生命的活力呢？我认为最重要的一点就是:有病早治,无病早防,防患于未然,即所谓的"治未病",这是不可忽视的一个问题。

近几十年来,特别是 21 世纪,耳穴在抗衰老方面的应用越来越广泛。我们耳穴防衰老常用的方法有耳针法、放血法、贴压法、埋针法、艾灸法等。最常用、最易操作的是耳穴按摩法。**耳穴防衰老我们**

常选用心、肝、脾、肺、肾，还有内分泌、皮质下、额、颞、枕、耳尖等。还可以根据各人的情况，针对性地选取耳穴。比如，预防老花眼可选眼、屏间前、屏间后、枕、额等；听觉功能下降可选内耳、颞、皮质下等；胃肠功能下降选胃、大肠、小肠、交感等。这些穴位可以进行针刺、埋针、放血、耳压，也可以艾灸。下面介绍具体的方法：

1. 耳灸法

我着重介绍一下耳灸的操作方法。最常用的是温和灸。操作时，手持艾条，将燃烧的艾条一端对准耳廓，距离耳朵皮肤 2 cm 左右，在耳廓上来回旋转，我们称为灸耳，每只耳朵灸 15～20 分钟。双耳可交替灸。自己操作时可以面对镜子，把艾条对准相应的部位，对耳穴施灸，并通过自己的感觉来控制艾条与皮肤的距离，以达到调节温度的目的，以有温热感但不烫为标准。艾条温和灸我个人认为是最实用，也是效果比较好的一种方法。

耳灸法可以增强耳部气血的运行，对身体虚弱的人群有调补和强壮的作用，特别是对一些偏头痛、耳鸣、耳聋、脑鸣、视疲劳、慢性筋膜炎，视神经萎缩，黄斑变性等均有比较好的调治作用。还有一些颈椎腰椎病、慢性骨关节疾病、面瘫、中耳炎等，都可以用这种方法改善症状。除了温和灸，还有其他耳灸法，如线香灸，是用线香点燃对准相应耳穴进行施灸的一种方法，每个耳穴灸 5～10 分钟。另外还有一种比较有特色的耳穴苇管灸，用特制仿苇管插在耳孔里面，在靠近耳孔的外侧一端放置艾绒，单耳可以施灸三到五壮，甚至三到九壮都可以，一天灸 1～2 次。耳廓还可以应用隔姜灸，选用鲜生姜切大片，敷于耳廓上，其上放艾炷。艾灸的主要注意事项就是要防止烫伤，在安全性方面需特别注意。

2. 耳廓按摩法

耳廓是体表的一部分，大量临床实践可以证明：当脏腑和气血出现异常时,会在耳廓相应的部位出现阳性反应。在此处做针刺、贴压、放血、按摩等均可以治疗疾病。耳穴按摩作用于耳廓的皮肤、肌肉和神经,使皮肤内丰富的毛细血管扩张,促进循环、改善营养。同时还能激发经气,疏通经络,刺激感觉神经末梢,产生神经系统的反射作用,调节神经的兴奋和抑制功能,调整脏腑神经功能,调动机体的免疫能力,并经过体液、淋巴等传递到相应的脏器而产生效应,达到振奋精神、防治疾病、增强体质而延年益寿。

耳穴按摩在中老年保健方面是如何运用的呢?耳穴按摩法就是用手对耳朵进行摩擦、揪拉、揉捏、掐按、点压等有效的刺激,来达到保健和治疗的效果。早在 2 000 多年前,道家就将按摩耳朵作为重要的养生手段。在清代《厘正按摩要术》一书里面,将耳背看作五脏,认为按摩耳背可以调理五脏,防治脏腑疾病。

耳穴按摩包含三个方面:第一,日常保健按摩;第二,分区按摩;第三,特定耳穴的按摩。

(1)日常耳廓保健按摩常用的 5 种方法:

① 摩擦耳廓法:以掌心前后摩擦耳廓正反面。10～20 次,可以对全身起到保健作用,起到一种疏通经络、振奋脏腑、强身健体的效果。

② 手摩耳轮按摩法:也就是以拇指食指上下摩擦耳轮,可以预防或减轻颈椎、肩痛、腰痛、腿痛、头痛、头晕等。

③ 提拉耳尖法:用拇指食指向上提拉耳尖,可以镇静止痛、抗过敏、退热、醒脑明目、降压的作用。

④ 揪拉耳垂法:以拇指食指夹持耳垂部向外揪拉、摩擦耳垂 10 余次,可以防止头晕、眼花、近视、耳鸣、压疮、黄褐斑,也是美容要法。

⑤ 全耳按摩:以食指指腹,依次摩擦三角窝、耳甲艇、耳甲腔,使之发热,可以预防脏腑功能紊乱相关的病症,对内脏有保健和治疗的

作用。这些都是日常保健按摩方法。

（2）分区按摩法是根据自身症状，有选择地选取耳廓的不同区域进行按摩刺激。

① 对耳屏按摩：就是以拇指、食指，揉捏对耳屏，使之有一种胀痛感，可以防止头痛、头晕，助眠，防止脑血管、脑神经的病变。

② 耳屏按摩法：也就是以食指指腹，摩擦耳前根部的耳屏，可以防止感冒、鼻炎、咽炎、胸闷、头痛、头晕等。

③ 降压沟的按摩：以食指指腹摩擦耳背沟、使之摩擦生热，可以起到降血压、清脑明目的作用。

④ 黄蜂入洞法：是指用中指或者以食指插入耳孔，指腹向前按摩摩擦生热，也可以用来治疗咽炎、鼻炎、感冒等等病症。

（3）特定耳穴按摩：是用指尖或者探棒抵压耳穴。用较强的刺激量使某些耳穴产生酸胀麻感。这种方法主要用于治疗一些老年病、急慢性病症，可以消除一些急性症状，特别是急性疼痛，如：颈椎痛、腰痛、肾绞痛等。例如肾绞痛，可在肾区、膀胱区、输尿管这三个穴位附近探穴，找到疼痛反应点然后进行耳穴点按。特定耳穴按摩需要掌握比较准确的穴位的分布，才能获得比较明显的疗效。

经过临床观察和多年的自我实践，我认为按摩耳廓有四个方面的作用：① 治疗作用。通过对相关耳穴有效的刺激，可以对一些急、慢性疾病起到治疗和辅助治疗的作用。② 预防作用。按摩耳廓具有补肾强身、扶正固本、提高免疫功能和抵御疾病的作用，使病邪无隙可乘，减少患病的机会。③ 保健抗衰的作用。按摩耳穴可以激发经气，扶正祛邪，调整阴阳，泻有余而补不足，并且有调整脏腑功能，保持细胞内环境的平衡和稳定，从而大大延缓衰老的进程，并具有健脑、明目、补肾、健脾、美容的作用。④ 调节与调理作用。按摩耳穴可以调整脏腑功能，调节阴阳气血平衡，调节机体各项代谢功能，调节内分泌系统,调节自主神经系统,而达到使人健康的目的。

耳穴按摩有其不可替代的疗效和优势,主要体现在以下五个方面。① 易学易会,一般稍加学习就可以掌握规律。② 极其简便,不受时间地点体位的限制,可以自我操作。③ 经济实用,不需要花钱,用手和耳朵相结合就可以了。④ 省时省力,所需力量小,几分钟就可以操作一遍。⑤ 效果明显,按摩一遍耳穴可以实现症状减轻或消失,并能使人神清气爽、精神充足、疲劳消除。

耳穴养生抗衰具有简便随用、容易掌握、省时省力、作用广泛的特点,非常值得推广。这项工作对于提高国民身体素质,延缓衰老,提高民众生活质量具有重要的意义。

第三节　耳穴的日常保健应用

耳穴是微针系统的一个重要分支,是集诊断、治疗和保健于一体的一个特殊的穴位体系。耳廓形如一个倒置的胎儿,人体四肢百骸及全身的各个脏腑都在耳穴上面有所体现。在耳穴上有意识地进行刺激,如针、压、按摩等等,能够激发脏腑精气,调节气血,修复并增强各个脏腑的功能,从而达到防治疾病、强身健体的作用。几十年来,耳穴,广泛应用于临床各科的疾病治疗。我认为耳穴的意义还应该包含养生保健防治疾病方面的内容。本节就主要从养生保健方面来谈谈耳穴的应用。

1. 预防感冒

耳穴可以用于预防或减少体质偏弱人群感冒的发生。预防感冒,我们常用耳尖放血。此外,风溪、内分泌、皮质下、肾上腺、肺、脾等耳穴也有预防感冒的效果。通过按摩、针刺、贴压上述穴位,可以起到抗感染、抗过敏、提高机体的免疫力的作用。

对于已经发生感冒的患者,耳穴刺激可以减轻头痛鼻塞、全身酸痛、咽喉疼痛等症状,并加速感冒的痊愈。特别对抗菌药物、抗病毒药物过敏的患者,更应第一时间选用耳穴治疗。临床研究表明,针刺耳穴可以提高甲种球蛋白、乙种球蛋白的血清水平,可以使血清 IgA、IgM 等抗体有不同程度的提高,其中以 IgA 的提高最为明显。IgA 是外分泌液中主要的免疫球蛋白,是对抗病毒的主力军,对于复发性或者持续感冒的病人有明显的效果。

经过我们的临床观察,因为其他疾病长期接受耳穴治疗的患者,由于抵抗力提高,发生感冒的频次变低,甚至在季节交换温差变化时也不发生感冒,提示耳穴有较好的预防感冒的作用。

2. 晕动病

耳穴贴压或耳穴针刺刺激,可以解决晕车、晕船、晕机等晕动病的症状。其主要表现为:头昏、恶心、呕吐、面色苍白、出冷汗、疲倦不适等一系列症状。当遇到这类情况时,可以取胃、贲门、枕、内耳、皮质下等耳穴,通过对这些耳穴进行按摩、耳压、针刺等刺激,可明显减轻晕动症状。如果要预防晕动症的发生,一般在乘坐交通工具前 1 小时进行预防性的耳穴贴压。而且患者在旅途中也要时不时对耳穴进行按压,加强刺激,以保证疗效持续。这方面,我们在集体旅行途中,会为有需要的同志提前耳针或耳压,收效甚好。

3. 竞技综合征

竞技综合征,是指竞技如:比赛、考试前和竞技过程中所出现的一些头痛、眩晕、心慌、烦躁、口干、食欲不振、恶心呕吐、腹泻、便秘、四肢发麻,甚至昏厥的症状。中医认为此种情况属于心肾不交,阴阳失调。我们可以通过耳针或者耳压的方法来改善,穴位选取心、肾、皮质下、脑点、缘中、神门。用于预防一般可以在竞技前一段时间开始做耳穴贴压处理，每日按压 1～3 次，可以消除他们的紧张状态，起到清醒大脑和增强记忆的作用，以利于取得比较好的成绩。如果已经出现一系列的症状，通过耳穴刺激也可起到健脑的作用或耳体针结合疗法更佳，体穴以百会、风池为主，得以在竞技当中保持充沛的精力和灵活的大脑。

4. 美容

耳穴在美容方面也非常常用。耳穴美容是指通过耳穴来治疗损美性疾病，诸如：痤疮、扁平疣、脂溢性皮炎、脂溢性脱发、黄褐斑、白癜风等。中医认为这些疾病多与湿、毒、热、郁相关，耳穴美容治疗时要重视对患者进行理气解郁、清肺降火、祛湿除热、活血消肿、健脾清热、化湿导滞等，从而获得较好的治疗效果。此外，耳穴对于老年人的老年斑、色素沉着，皱纹增加，皮肤没有光泽等衰老的症状也有疗效。临床在治疗损美性疾病时，本人往往配合运用风池、大椎穴。

5. 减肥

耳穴参与减肥也是有比较好的作用，可以单独运用，也可以耳体针结合调整内分泌功能，选择和应用比较灵活。耳穴主要取内分泌、皮质下、脑点、丘脑、肾、大肠、三焦、肺等。根据相应需要，有针对性选取一些穴位。如上屏、下屏（饥点、渴点）、口，可以直接增强饱感并抑制食欲；大肠、小肠、交感等可以增加排泄；腹部肥胖可选腹；便秘加肺、大肠；合并月经不调可以加内生殖器、卵巢、皮质下。减肥是一个系统工程，导致肥胖的原因很多，还需要具体问题具体分析，并针对性进行调治。

第四节　耳穴治疗眼病现状

我在退休之后,受南京医科大学委托,赴南医大附属眼科医院担任中医科科主任,从而有机会大量接触眼病患者。眼病现已成为继肿瘤、心血管疾病之后的第三位危害及影响人们生存质量的疾患。但是很多眼病西医临床治疗效果不甚理想,有大量患者来我这寻求中医帮助,这也激发了我对眼病中医治疗的研究。耳穴疗法是我们的特色,所以我就从这一疗法入手进行了一些研究。

我们检索了中国知网、维普、万方等数据库的文献(截至 2020 年 12 月 31 日),我们想了解一下,耳穴到底能治疗什么眼病,以及具体用到了哪些耳穴。结果如下:

1. 眼病疾病谱

共检索到 271 篇临床研究文献,涉及眼科疾病 20 个:

青少年近视 147 篇,睑腺炎 31 篇,儿童弱视 19 篇,眼干燥症 18 篇(未特指 11 篇、水液缺乏型干眼 2 篇、围绝经期干眼症 2 篇、儿童干眼 1 篇、大学生干眼 1 篇、肝肾阴虚型干眼 1 篇),急性结膜炎 11 篇,儿童异常瞬目症 8 篇,眼肌痉挛 7 篇,视疲劳 7 篇,流行性出血性结膜炎 4 篇,糖尿病视网膜病变 4 篇,青光眼 3 篇(慢性单纯性青光眼 2 篇、未特指 1 篇),视神经萎缩 3 篇,白内障 2 篇(病理性近视并发白内障 1 篇、白内障未成熟期 1 篇),复发性单疱性角膜炎 1 篇,急性电光性眼炎 1 篇,视神经病变 1 篇,先天性色觉障碍 1 篇,儿童远视 1 篇,中心性浆液性视网膜脉络膜炎 1 篇,视频终端综合征 1 篇。

从中可以看出,青少年近视相关文献最多,这也符合我们临床实际,一提到耳穴,很多患者第一反应就是治疗近视。但是耳穴可以治疗的眼病远不止如此,睑腺炎、弱视、急性结膜炎、眼干燥症的研究文献亦较多。但总体治疗疾病谱还是较窄。一方面,提示我们可以在现有高频疾病方向深入挖掘,挖掘干预机制与精准治疗靶点,提炼优选治疗方法;另一方面,也给我们拓宽耳穴治疗的范围指明了方向,可以在年龄相关性黄斑变性、青光眼、虹膜睫状体炎、内分泌突眼症等眼科常见病、疑难病方面做出探索,提高临床疗效。

2. 耳穴

文献共涉及 96 个耳穴,剔除其中 16 个耳穴文献未具体描述位置且查询资料不能明确具体位置,实际用了 80 个耳穴。其中国标耳穴 39 个,非国标耳穴 41 个。涵盖耳部所有区域,其中耳甲区最多,其次是耳背、对耳屏区域。

共纳入国标耳穴 39 个,累计使用 1 614 次。具体定位及频次详见表 1、图 1、图 2。国标耳穴采用"●"表示,非国标耳穴采用"▲"表示。"○""△"表示该穴位在图示的内侧面。

表 1　国标耳穴分区定位

耳穴名	频次	部位分区	定位
眼	239	耳垂	耳垂正面中央,即耳垂 5 区
肝	217	耳甲	耳甲艇的后下部,即耳甲 12 区
屏间前	174	耳屏	屏间切迹前方,耳屏最下部,即下屏区(耳屏 2 区)下缘处
肾	173	耳甲	对耳轮下脚下方后部,即耳甲 10 区
屏间后	170	对耳屏	屏间切迹后方,对耳屏前下部,即额区(对耳屏一区)的前下缘
神门	122	三角窝	三角窝后 1/3 的上部,即三角窝 4 区
脾	117	耳甲	耳甲腔的后上部,即耳甲 13 区
心	93	耳甲	耳甲腔正中凹陷处,即耳甲 15 区

耳穴名	频次	部位分区	定位
皮质下	64	对耳屏	对耳屏内侧面,即对耳屏 4 区
交感	46	对耳轮	对耳轮下脚末端与耳轮内缘相交处,即对耳轮 6 区前端
内分泌	44	耳甲	屏间切迹内,耳甲腔的前下部,即耳甲 18 区
胃	23	耳甲	耳轮脚消失处,即耳甲 4 区
耳尖	22	耳轮	耳廓向前对折的上部尖端处,即耳轮 6、7 交界处
枕	18	对耳屏	对耳屏外侧面的后部,即对耳屏 3 区
胆(胰胆)	13	耳甲	耳甲艇的后上部,即耳甲 11 区
肺	13	耳甲	心区和气管区周围处,即耳甲 14 区
脑干	12	对耳屏	屏轮切迹处,即对耳屏 3、4 区之间
肾上腺	9	耳屏	耳屏游离缘下部尖端,即耳屏 2 区的后缘处
额	7	对耳屏	对耳屏外侧面的前部,即对耳屏 1 区
三焦	6	耳甲	外耳门后下,肺与内分泌区之间 即耳甲 17 区
结节	5	耳轮	耳轮结节处,即耳轮 8 区
颈椎	4	对耳轮	颈区后方,即对耳轮 13 区
胰胆	3	耳甲	耳甲艇的后上部,即耳甲 11 区
大肠	3	耳甲	耳轮脚及部分耳轮与 AB 线之间的前 1/3 处,即耳甲 7 区
耳背肾	2	耳背	耳背下部,即耳背 5 区
耳背肝	2	耳背	耳背中外部,即耳背 4 区
耳背脾	1	耳背	耳背中央部,即耳背 3 区
面颊	1	耳垂	耳垂正面眼区与内耳区之间,即耳垂 5、6 区交界处中点
口	1	耳甲	耳轮脚下方前 1/3 处,即耳甲 1 区

耳穴名	频次	部位分区	定位
缘中	1	对耳屏	对耳屏的上缘,对屏尖与屏轮切迹的中点,即对耳屏 2、3、4 区的交点
颞	1	对耳屏	对耳屏外侧面的中部,即对耳屏 2 区
下屏	1	耳屏	耳屏外侧面下 1/2 处,即耳屏 2 区
内鼻	1	耳屏	在耳屏内侧面下 1/2 处,即耳屏 4 区
盆腔	1	三角窝	三角窝后 1/3 的下部,即三角窝 5 区
内生殖器	1	三角窝	三角窝前 1/3 的下部,即三角窝 2 区
颈	1	对耳轮	对耳轮体前部下 1/5 处,即对耳轮 12 区
风溪	1	耳舟	耳轮结节前方,指区与腕区之间,即耳舟 1、2 区交界处
直肠	1	耳轮	耳轮脚棘前上方的耳轮处,即耳轮 2 区
肛门	1	耳轮	三角窝前方的耳轮处,即耳轮 5 区

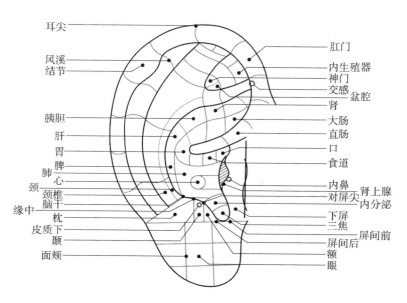

图 1　眼病文献国标耳穴图(正面)

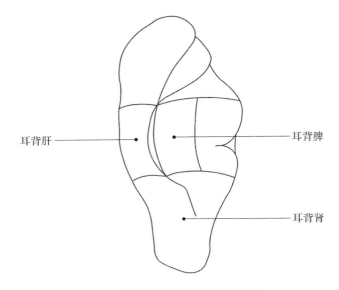

图2 眼病文献国标耳穴图(背面)

非国标耳穴共41个,累计频次97次。具体定位(定位描述均依据原始文献如实记录)及频次详见表2、图3、图4。"＊"指同一穴位名在不同文献中出现不同定位,以( )方式标注。

表2 非国标耳穴分区定位

耳穴名	频次	部位分区	定位
新眼	16	耳甲	在耳轮脚下方中1/3处,即耳甲2区
后眼	6	耳背	耳垂正面眼穴的耳垂背面
明亮	6	耳背	在耳背后相当于耳背肝处"く"字形的凹陷中
防近点	6	对耳屏	对耳屏内侧面,即对耳屏4区
鼻眼净	6	耳屏	外鼻穴内侧,渴点与饥点穴之中点(耳屏外侧面正中稍前)

耳穴名	频次	部位分区	定位
新眼 1	5	耳甲	屏间切迹正中线向内向后 0.2 cm(内分泌穴区内屏间切迹的边缘处)
后眼 1	4	耳背	在耳背后下有"V"字形的凹陷中
新眼 2	4	耳甲	食道、贲门、肺三穴区交界处
近视 1*	3	耳甲	耳穴食道与口之间(耳尖穴后外侧约 0.3 cm)
近视 2*	3	耳甲	皮质下与内分泌交界处(上耳根与耳迷根前中 1/3 交点,相当于肾区耳背对应位置)
新眼 3	3	三角窝	三角窝中 1/3 靠近后 1/3 边缘处
新眼 4*	3	耳轮	耳轮结节穴的内侧面(结节穴区的中点内侧面)
近视穴*	2	耳甲	耳穴食道与口之间(皮质下与内分泌交界处)
近视 4	2	耳根	耳根最下端凹陷处,相当于心区耳背对应位置
近视 3	2	耳根	上耳根与耳迷根中后 1/3 交点,相当于胆胰区耳背对应位置
光明 1	1	耳背	耳背沟中点
新明	1	耳背	耳垂背面敏感点
新明 1	1	耳背	位于耳垂后皮肤皱纹之中点。
降压沟	1	耳背	在耳背对耳轮沟和对耳轮上下脚沟处
视 1	1	耳背	在耳背后下有"V"字形的凹陷中
视 2	1	耳背	在耳背下部,即耳背 5 区
甲状腺	1	耳垂	耳垂 3、6 区交界线外 1/3 处
下增明	1	耳垂	耳垂 8、9 区之间的压痛点
光明 2	1	耳垂	耳垂中点

第一章 耳穴

临证知行

五十年

耳穴名	频次	部位分区	定位
眼上下左右各 0.2 cm	1	耳垂	眼上下左右各 0.2 cm
肌松	1	耳甲	耳轮脚消失的部分后方直对耳轮脚之点,胃穴的外侧,肝穴、脾穴、胃穴之间,约在下垂点穴至腋下穴连线的中间处
利明 1	1	耳甲	皮质下与内分泌交界处
神志区	1	耳甲	屏间切迹内,耳甲腔的前下部,即耳甲 18 区
治近 2	1	耳甲	在耳轮脚下缘
治近 1	1	耳甲	在屏间切迹内,皮质下与内分泌两穴之间
胰	1	耳甲	左耳甲艇的后上部,即耳甲 11 区
胰腺点	1	耳甲	左耳甲艇的后上部,即耳甲 11 区
渴点	1	耳屏	屏尖与外鼻两穴的中点偏上处
利明 2	1	三角窝	三角窝的中央处
治近 3	1	三角窝	三角窝中心处
上增明	1	对耳轮	对耳轮上,与对耳轮下脚同水平的压痛点
颈项区与枕区之间的耳区	1	对耳轮	颈项区与枕区之间的耳区
枕小神经	1	耳轮	耳轮结节上缘 0.2 cm 处的内侧面,在肝阳 1 穴至指穴连线的中间处
屏间	1	耳甲	位于耳甲腔,外耳门后下方,近屏间切迹处。
丘脑	1	对耳屏	在对耳屏的尖端 即对耳屏 1、2、4 区之交点
消炎	1	三角窝	盆腔穴前上方

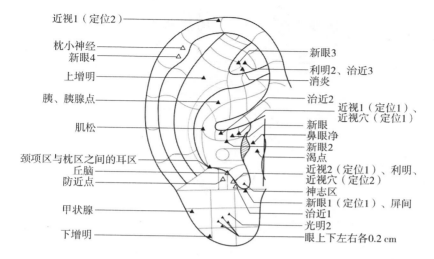

近视1（定位2）

枕小神经
新眼4
上增明
胰、胰腺点
肌松
颈项区与枕区之间的耳区
丘脑
防近点
甲状腺
下增明

新眼3
利明2、治近3
消炎
治近2
近视1（定位1）、近视穴（定位1）
新眼
鼻眼净
新眼2
渴点
近视2（定位1）、利明、近视穴（定位2）
神志区
新眼1（定位1）、屏间
治近1
光明2
眼上下左右各0.2 cm

图3　眼病文献非国标耳穴图（正面）

20 世纪 60 年代开始,我国开始了对耳穴定位和分布的大规模研究,期间挖掘出很多新穴。而耳穴数量增加,耳穴名称和定位的识别存在差异,给耳针临床和研究工作带来一定混乱和不便。随后耳穴的标准化方案逐步启动,1988 年和 1992 年国家分别发布了《耳穴国际标准化方案》和 GB/T 13734—1992《国家标准耳穴名称与部位》。从文献研究结果来看,国标耳穴共计使用 1 614 次,而非国标耳穴仅使用 97 次。由此可见,从现今的临床应用来看,国标耳穴的使用还是主流,占比远超非国标耳穴。但非国标耳穴也同样有其临床意义,这些耳穴体现了不同医者在各自领域对耳穴治疗的探索,相信随着耳穴标准化的推进,那些有效的穴位必将统一到国家耳穴标准化方案中来,这对耳穴的临床疗效、传播、研究都是大有裨益的事。

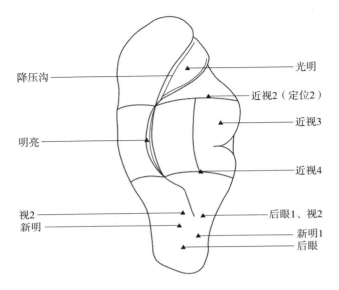

光明

降压沟

近视2（定位2）

近视3

明亮

近视4

视2
新明

后眼1、视2

新明1
后眼

图 4　眼病文献非国标耳穴图（背面）

第五节　耳体针结合治疗眼病经验

在人们对外在信息的摄取过程中，眼睛占据着非常重要的作用，"一叶障目，不见泰山"。现代社会生存质量的提高，对文化信息的需求，95％以上的信息，是由视觉来获得。因此，WHO已将常见的致盲性眼病列为严重的危害人类的心身健康与生存质量的第三位病症（第一肿瘤、第二心脑血管病、第三致盲性眼病）。目前我国的眼健康问题日益突出，眼病发病具有种类多、发病率高的特点，这与生命延长、生活环境的变化，互联网时代电子产品的普及，眼科诊断技术的提高等因素有关。

从眼病的好发人群来看，第一类，是老年性白内障、青光眼、老年性黄斑变性。此外，随着高血压、糖尿病发病的增加，高血压眼底病变、视网膜病变、视网膜动静脉阻塞等疾病的发病率也顺势提高。第二类，是中青年眼病，屈光不正、葡萄膜炎、视疲劳、视神经炎等。第三类，上班族干眼症、视疲劳等。第四类，遗传性眼病的不断发现。其中，屈光调节异常是现阶段影响我国人群视觉健康的首位眼病，且呈年轻化趋势，已成为危害我国人群视觉健康的重大问题。根据2023 年 6 月 6 日《中国青年报》报道的第 28 个全国"爱眼日"，国家卫健委数据显示：2022 年全国儿童青少年总体近视率为 53.6％，其中6 岁儿童为 14.5％，小学生为 36％，初中生为 71.6％，高中生为81％。后期，高度近视引起的黄斑变性、眼底出血、视神经萎缩、继发性青光眼等将成为亟待解决的重要问题。

1. 现代眼科临床的治疗现状

现代医学治疗眼病有"三把刀"，第一是药物，第二是手术、第三是激光。现代医学的治疗更为精准，往往直接作用于病变部位，这是优势，但同时也是治疗的难点。第一，眼睛体积小，结构极为复杂、重要，血管分布密度异常丰富，手术难度高。第二，激光手术的应用有其局限。第三，存在血-眼屏障。全身给药的时候，药物在眼球内难以达到有效的浓度，给药治疗带来难题。另外手术、激光治疗费用昂贵，也有疗效不确切的因素，且存在一定的治疗风险。

2. 眼病针灸的临床优势

（1）历史悠久

针灸治眼始于《黄帝内经》，从战国到西汉，再到明清，大概有五十多部中医针灸著作，都记载了眼病针灸的内容。眼病谱，自秦汉至明清记载的有 23 种，以外眼病为主，也有少量的内眼病（如夜盲、青盲）。选穴以眼区穴、多用远道穴。多有针刺配合灸法、刺血法、敷贴法。长期、大量、广泛的临床实践积累，为针灸治疗眼病奠定了基础，也是其优势所在。

（2）安全性高

对于眼睛这样的重要的器官来讲,安全有时比疗效更为重要。手术、激光、药物各有特点,不良事件时有发生。针灸眼区穴位,眼眶周边穴位及远取穴位是安全的,几乎不存在毒副作用。至于眼眶内穴位,应当谨慎,避免皮下血肿。并且现代眼科客观诊断手段的发展,如:裂隙灯、角膜地形图、光学相干断层扫描（OCT）、光学相干断层扫描血管成像（OCTA）、眼底血管造影（FFA）、超声生物显微镜（UBM）、A 型超声、彩色多普勒成像（CDI）等,为明确诊断提供有力保障,也为眼病针灸的安全使用和扩大疾病谱提供了支持。至2020 年12 月31 日,文献研究发现,耳针可治眼病疾病谱为20 种,体针可治疗26 种。上海名医张仁临床治疗眼病42 年,所治眼病谱达51 种病症,出现从外眼病向内眼病,常见病向难治病的转化。

（3）经济优势明显

费用相对低廉也是针灸一大优势。据 2014 年统计,美国有 4 000 万视力障碍者,每年医疗费用超过 600 亿美元之巨。我国人口为美国4.6 倍,仅青光眼患者就有 2 000 多万,近视超过 6 亿,其医疗投入不言而喻。以黄斑病变用"雷珠单抗"为例,每月 1 次,重复使用,注射一针的费用医保后自付 2 000 元左右,与针灸 2~3 个月费用相当。

（4）研究支撑充足

有研究表明:针灸可以促进眼部血液循环,兴奋视觉神经功能,改善眼肌功能及协调,同时可以增加泪液分泌、改善泪液代谢,调节睫状肌功能,调整人体脏腑功能,增强整体与眼局部的协调,激发自我康复能力。对于青光眼,尤其是开角型青光眼,针灸不仅能协同降低眼压,促进视神经的恢复,还可以减轻对视神经的损害。对视网膜脱离术后患者,针灸可以促进修复和减轻后遗症的作用。缺血性致盲性眼病,针灸可以有效抑制患眼血管的渗漏,抑制异常血管生长,重建自身供血系统,改善视力。遗传性致盲性眼病,针灸可以抑制其细胞凋亡,有效控制恶化的过程。

2. 针灸治疗眼病的特色

(1) 明确诊断,辨病与辨证相结合

眼病多以局部症状为主,全身证候多不显著,临床上辨病为主。首先,以西医的客观检查为主导,明确眼部病变的病位和性质,一般以现代医学所定的病症名为先。这不仅体现了与时俱进,而且使治疗更有针对性。其次,通过四诊八纲辨证、脏腑辨证、经络辨证,以决定主方配穴、针刺补泻在内的各种治法的应用。同时,需要全身辨证与局部辨证相结合,重视眼局部辨证。中医眼科有其独立的辨证体系,《审视瑶函》曰:"目不专重脉论"。书列专篇强调眼科病症的特殊性和局部辨证的重要性,包括分部诊查(五轮学说、八廓学说)及症状诊查(辨红肿、辨屎泪、辨翳膜、辨痛痒等),如:鲜红属实热,隐红属虚,冷泪属肝虚,热泪属心火。受历史条件的限制,中医眼病诊法主要集中在对外眼的望诊上,随着高度近视、"三高"等疾病的高发,内眼病的发病率越来越高。除了继承传统的眼科辨证,我们在临床中,可结合解剖、生理及现代检查仪器设备,创新性的对内眼病的脏腑定位、病理改变的证候属性进行深入的理解和认识。如:黄斑富含叶黄素,在检眼镜下呈现黄色,黄属脾,老年黄斑变性有水肿、渗出等病理改变,辨证属脾虚湿盛,荧光造影示新生血管改变时,提示虚中夹瘀。视网膜色素变性的患者,理化检查提示此类患者存在微量元素、免疫指标降低、血小板功能亢进的表现,说明此类患者证属虚中夹瘀,提示在治疗时,不能一味单纯补虚,还应该活血。如此,才能既能体现整体的宏观把握,又能着眼局部的细致分析;既能在不同的病理阶段做动态处理，又能抓住眼病变的本质，进行有效治疗。

（2）异病同治，同中有异

病异同治，同中有异。是中医学辨证论治的一大特色。只要病因病位病机等相同，就可以采用同一治法，包括同穴、同方、同法。异病同穴，指不同的病证，可以用同一组穴，比方说：新明1，位于耳垂后，皮肤皱纹之中点，翳风穴前上5分，既可治疗相同部位、不同的眼底疾病，又具有益气化瘀明目的作用。实践发现，对其他面部病症，如：难治性面神经麻痹、面肌痉挛、三叉神经痛，也有满意的疗效。作为耳穴，最常用的是肝、肾、眼、目1、目2、内分泌、三焦、皮质下等穴位，在耳穴四诊的基础上，寻找阳性反应点，但往往"肝开窍于目"，肝、眼是最常运用的耳穴。另外，天柱穴，属足太阳经，内邻督脉至风府，外邻足少阳之风池，挟持三阳之经气，"其精阳气上走于目而为睛"。天柱前对眼球，足太阳又源出眼区，所以天柱与眼球关系密切，具有通窍明目、清瘀散结之功能，可疏导眼部气血之凝聚，是治疗眼底病要穴。天柱穴虽位于项后，但与甲状腺前后相对，有近治作用，也是治疗甲亢的验穴，对于甲亢引起的突眼症，也多取该穴。

异病同方，是指不同的病症应用同一基本方。如视网膜血管堵塞、视网膜色素变性、年龄相关性黄斑变性、青少年黄斑变性是4种不同的眼底病。这些眼底病表现为不同的眼底表现和临床症状，但其实病位相同，都在眼底；中医病机均为眼络脉道气血不和，瘀滞失畅，精微不能上输入目，目窍失于濡养。故治疗都可选用调整目系气血、疏通眼底脉络的方法，达到血脉通利，濡养神珠目的。对这些难治性的眼底病我常运用的一个基本方是：新明1穴、风池、上睛明、球后、丝竹空、攒竹。此基本方，以中取和近取相互配合运用，可以通畅气血，濡养神珠，使目明而充沛，视物清澈明亮。甚至一些外眼病，也可以采用这一基本方。

异病同法,即不同的疾病可以用同一种针灸方法,这里以透穴法为例。透穴刺法"接气通经"有助于经气流通,具有协调阴阳、疏通经络的作用。实践证明,透刺法取穴少而精,可以增强针感,加强其治疗作用。如:难治性眼肌痉挛、眼外展肌麻痹、眼型重症肌无力症和视疲劳等表现不同症状的外眼病症。常采用攒竹透上睛明、阳白透鱼腰、丝竹空透鱼腰的三透针法,有助于提高针刺疗效。此外,异病同法还有气至病所的手法,即运用手法促使针感往眼区和眼区附近放散,如:眼区周边的穴位,其针向多应面向眼区。耳后的新明1、翳风、颈项部的翳明、天柱、上天柱、风池等穴。临床表明,气至病所手法的运用,对促进眼病,特别是不同种类的眼底病,疗效的提高,有着重要的临床价值。

同中有别,即不同的眼病,虽有类似的临床表现,但其本质上还是有差异。所以在治疗取穴过程当中还应注意同中有别,同中有变。例如新明1穴,可以治疗眼底病、面肌痉挛、三叉神经痛,但是其针刺方向和手法上也有差异。对于眼底病,针尖针感向外眼角传导,采用平补平泻的手法;对于面肌痉挛则针尖向鼻旁,采用补法;对于三叉神经痛,针尖向疼痛支方向,一般用泻法。同时这三种不同疾病的配穴也不相同,眼底病配上明、翳明、天柱、承泣、攒竹、新明2;面肌痉挛配牵正、四白、地仓、颧髎;三叉神经痛配下关、听会、太阳、颊车。不同的眼病可以使用相对固定的基础方,但是由于病人个体差异的不同,也应该根据脏腑辨证、经络辨证分别加以辨证用穴,或补肾、调肝、健脾、养心、益肺等。也就是基础方相同,辨证方穴有别。

3. 治疗眼病常用穴位

(1)体穴

近取:眼眶周边穴:攒竹、阳白、鱼腰、上明、丝竹空、瞳子髎、太阳、四白、头光明、新明 2;眶内穴:睛明、上睛明、下睛明,承泣、球后、外明、健明、上健明、下健明。

中取:头维、百会、头临泣、当阳、目窗、神庭、上星、风池、天柱、上天柱、翳明、视区、大椎。

远取:合谷、外关、养老、足三里、阳陵泉、足光明、三阴交、太溪、太冲、行间、足临泣、丘墟、臂臑(见明,还睛)、中渚、小骨空、大骨空、手目明。

体穴近取为主,结合中取,配合远取。所谓近取,即指眼眶内及周边穴位。病变所在,主治所在。361 个穴位中间仅两个眼区穴位——睛明、承泣,在古代被列为禁灸穴。承泣至晋代开始被列为禁针穴。古代针灸粗糙,对眼部的解剖结构缺乏了解,没有现代精细,考虑安全问题而禁针。当代临床上这些穴位只要严格按照操作规范进行,注意以防血肿,针刺熟能生巧,是可以针刺并且有良好疗效的。临床中发现一些急难眼病,配合中取穴位,最为有效。例如,耳后新明 1 穴、胆经的风池穴,不仅比单独用眼部的穴位治疗有效,而且也更安全。配合远道的穴位,光明、太冲、三阴交等,更达到通畅气血、濡养神珠,目明清澈。又如:甲状腺突眼,在运用太阳、头光明、四白的基础上,中取百会、当阳、目窗、天柱、上天柱、风池、大椎,并配合三阴交、太冲往往获得意想不到的效果。风池穴,属足少阳胆经,是足少阳和阳维之会,而肝与胆互为表里经,肝与目的关系密切。风池穴位于项后,但与甲状腺前后相对,是治疗甲亢的验穴。也是甲亢突眼的要穴。《通玄指要赋》:"头晕目眩,要觅于风池"。所以该穴可治疗眼底病、偏头疼、颈椎病及甲亢引起的突眼等多种病症。但在针刺时要强调它的针刺方向。如治疗眼底病时其针刺方向为同侧眼内眦,针感放射至头额部或眼部;治疗偏头痛时,针刺方向为朝目外眦,使针感放散至同侧颞部;治疗甲亢时,针刺方向朝下颌部或口鼻部,使酸胀感充满整个颈部;治疗颈椎病时,针刺方向为朝向对侧风池,针感放射至颈枕部。远取穴位往往是辨证辨经取穴。

（2）耳穴

常用的国标耳穴如下:

眼:耳垂,耳垂正面中央,即耳垂 5 区。

肝:耳甲,耳甲艇的后下部,即耳甲 12 区。

肾:耳甲,对耳轮下脚下方后部,即耳甲 10 区。

屏间前:耳屏,屏间切迹前方,耳屏最下部,即下屏区(耳屏 2 区)下缘处。

屏间后:对耳屏,屏间切迹后方,对耳屏前下部,即额区(对耳屏 1 区)的前下缘。

神门:三角窝,三角窝后 1/3 的上部,即三角窝 4 区。

脾:耳甲,耳甲腔的后上部,即耳甲 13 区。

心:耳甲,耳甲腔正中凹陷处,即耳甲 15 区。

皮质下:对耳屏,对耳屏内侧面,即对耳屏 4 区。

交感:对耳轮,对耳轮下脚末端与耳轮内缘相交处,即对耳轮 6 区前端。

常用的非国标耳穴如下:

新眼:耳甲,在耳轮脚下方中 1/3 处,即耳甲 2 区。

后眼:耳背,耳垂正面眼穴的耳垂背面。

明亮:耳背,在耳背后相当于耳背肝处"＜"字形的凹陷中。

防近点:对耳屏,对耳屏内侧面,即对耳屏 4 区。

鼻眼净:耳屏,外鼻穴内侧,渴点与饥点穴之中点(耳屏外侧面正中稍前)。

新眼:耳甲,屏间切迹正中线向内向后 0.2 cm(内分泌穴区内屏间切迹的边缘处)。

后眼：耳背，在耳背后下有"V"字形的凹陷中。

新眼：耳甲，食道、贲门、肺三穴区交界处。

认识国标、熟悉国标、运用国标，不断研究充实。同时了解和学习前人经验，对非国标耳穴使用、验证，拓展丰富国标耳穴的内涵，是我们耳针人的责任和义务。比如："气管"治疗呼吸系统疾病，也可用于治疗面瘫；神门有抗炎、安神镇痛作用，也可用于腰痛的治疗；"食道"可治疗呕吐、呃逆，也可用于治眼（称为新眼穴）；耳背肾也可用于治疗眼病，同时后眼（耳垂正面眼穴的耳垂背面）、新明、后眼1、视1、视2等非国标耳穴，也都在耳背肾区。

4. 针灸治疗眼病临床体会

（1）眼病耳穴的经验特色应用

耳尖放血、耳轮结节放血、耳垂放血具有抗炎泻热、祛瘀减压、清肝明目的作用。

耳垂三针法（个人经验穴）：屏间前透内分泌、屏间后透皮质下、翳风前耳垂后皮肤皱褶之中点透三焦。

耳体结合，五针法：上耳根、太阳穴相配，耳穴 肝、眼、食道（新眼）。

耳贴六穴：耳尖、心、肝、皮质下、眼、耳背肾。

耳穴之诊断：耳穴望触压测，阳性反应多出现在眼区，屏间前后，点状红晕，有光泽或者红色的小丘疹；或者血管纹、充血或小疱疹。边缘红晕，多为炎症性；过敏性结膜炎，多在风溪、肺区皮肤粗糙不平；慢性难治性眼病，往往在眼、目1、目2、肝、内分泌等穴区出现白色或灰白色凹陷或结节。运用电测或压痛法，对眼、目1、目2、皮质下、内分泌、额、颞、耳尖、肾上腺、耳背后眼区等常有敏感点。

（2）耳体针结合

耳、体穴，各有特点。即可单独应用，也可联合应用，耳者诸脉之所聚也,耳脑相通,耳眼相邻。眼病运用耳穴,不但具有耳穴的独特功效,同时也是眼病邻取、中取的关键部位,具有相得益彰的功效。例如,耳穴放血,耳针相关特定穴对各种眼病具有明显的疗效。风溪、耳中、肾上腺治疗过敏性眼病如过敏性结膜炎等,或配合风池、曲池等。儿童近视,由于畏针,上学时间不方便,可以耳压每周两次,左右耳交替进行。此外,可配合皮肤针轻叩眼眶及眼周穴以及,风池及颈部穴位,以控制近视的发展。如有可能,耳尖、眼区放血配合耳压效果更佳。

5. 临床体会

治疗上需要重视综合方术。针灸治疗眼病,由于病情复杂,眼与五脏全身都有联系,如何进行有效的综合治疗,是临床值得探讨的问题。眼底病,治疗周期较长,一般要求数月以上,甚至要长期治疗。为了促进和维持疗效,开始一周 3 次为好,耳针、体针结合,待病情稳定后,可减为 1～2 次。这时多配合耳穴贴压、埋针等法,以维持持续的疗效,并且可配合灸法。

外治法可使用艾条灸耳廓、耳穴。亦可运用中药眼贴,还可以用中药白菊花、夏枯草、谷精草等煮水,用纱布浸泡,贴敷眼部,再用艾条温和灸,有温通气血、促进药物吸收的双重功效。

对于难治性眼病,为了提高疗效,往往还采取穴位注射神经营养药物和活血化瘀的药物和方法。可以在太阳、风池、球后、承泣、脾俞、肝俞、肾俞注射弥可保、复方樟柳碱等药物。每穴 0.5～1 ml 药液,1 周 1～2 次,以发挥针药协同作用。眼部穴位还可运用电针。例如,新明 1 与太阳,新明 2 与鱼腰,健明与目窗,四白与耳外交感,采取连续波,刺激量以患者耐受度为度。还可以在耳、体针结合的基础上,配合中药内服,以整体调治。

治疗当注意治神守气。《素问·宝命全形论》曰："凡刺之真，必先治神……经气已至，慎守勿失"。旨在言明治神守气是针灸治病的基本原则。临床治眼过程中，我们要专其神，与患者互动，倾听病人述说，告知病人针刺前后的相关事项，建立互信关系，尤其告知患者针刺的痛感、得气、留针过程、起针后、穴位按压防止血肿等相关内容，使患者对疗程实施相关情况有所了解。此外，眼部穴区解剖结构复杂精细，一些穴位正确施术得气不易，操作要求高，需要医者在治疗过程中注意守神。即使如此，要使得气感长时间持续也是较困难的。在针刺得气后，应间隔 5～10 分钟左右，再运针 1 次，使得针感持续，此为养气、活气、守气。眼部针刺是精细的动作，如何做到不痛、无痛、少痛，既要产生穴位效应，又要减少穴区的损伤，在起针过程中，要再次行针后，缓慢起出，用消毒棉球按压片刻，尤其是对眼眶内穴位，如睛明、承泣、球后等，要按压 5 分钟左右，不可马虎。针刺的全过程都要谨慎、认真，避免和杜绝针刺后眼部的青紫和血肿。

眼病需要早治、常治。其一，早治。中医针灸门诊，往往是患者的最后一站，其实这错过了最佳针灸治疗时期。例如，动眼神经麻痹、眼干燥症以及很多内眼病的患者，往往是西医多种治疗方法后，才来针灸治疗，其实早期中医针灸治疗和西医并不矛盾，反而可以促进恢复，所以要让西医同道和患者明白，及早介入中医治疗。其二，常治。眼病中，除少数感染性眼病，如：急性结膜炎、睑腺炎等可以短时间治愈，大多数都是难治程度较高的。针灸又是通过自身调节，达到治疗目的的一种疗法，大多不能在短期内显效。对难治性眼病，要坚持长期治疗，一般以 3 个月到半年一个疗程，疗程结束后，让患者做一次检查。在间隔时间上，一开始每周 3 次，随着病情稳定，逐步改为，每周 1～2 次。

6. 结语

眼病针灸临床具有明显的优势与特色,从外眼病逐步向内眼病、难治性眼病进展,但是体穴与耳穴结合的疗效还需要进行大样本的临床研究证据支持。如何寻找特效体穴、特效耳穴、特效刺激方法,还需要大家共同探索。针灸文化从传统进入现代,从中国走向世界,最重要的是她的临床价值。我们如何选择有效病种,尤其是具有治疗优势的病种,作为突破口,是关键所在。对于体针、耳针治疗相关眼病的作用机理,也是我们现代中医人所要研究的课题。古老传奇的针术,如何让广大中、西医都能信服,如何成为广大人民的福祉,还需要广大人民的共同努力。

第六节 耳穴动气针法治疗经筋病

人体与十二经脉相应的筋肉部分称为十二经筋,根据《灵枢·经筋》的记载,十二经筋的走向分布均是起于四肢末端,呈片状、条状向头身部汇聚,途经四肢关节单独或是交织"结""聚"于上,结合解剖学,经筋病当属人体肌肉、韧带、筋膜等组织损伤的范畴。其中,"足少阳之筋,起于小指次指……出太阳之前,循耳后,上额角,交巅上,下走颔,上结于頄;足阳明之筋,起于中三指……其支者,从颊结于耳前;手太阳之筋,起于小指之上,结于腕……循颈出走太阳之前,结于耳后完骨;其支者,入耳中;直者出耳上,下结于颔,上属目外眦;其病……应耳中鸣痛引颔;手少阳之筋,起于小指次指之端……其支者,上曲牙,循耳前,属目外眦,上乘颔"。因此,足阳明经筋、足少阳经筋、手三阳经筋等经筋的分布均与耳朵有直接联系。《灵枢·口问》曰:"耳者,宗脉之所聚也",即十二经脉之气血均可汇聚于耳。因此,十二经筋亦可通过十二经脉的媒介与耳产生经络气血上的沟通联系。此外,除了脏腑功能调节以外,耳穴对分布于四肢百骸的经筋病亦存在较好的治疗作用。

"动气针法"一词始见于杨伟杰的《针灸经纬》,是董氏奇穴特色针法之一,其常采用针刺远处穴道,同时配合患处肌肉关节活动进行气血疏导的方式来治疗痛症,尤其以运动系统软组织损伤等经筋病的治疗为主,疗效显著。《灵枢·终始》篇中记载:"病在下者高取之";《标幽赋》曰:"住痛移疼,取相交相贯之迳""交经缪刺,左有病而右畔取,泻络远针,头有病而脚上针"。以上理论均体现了"经脉所过,主治所及"的针刺取穴原则,而动气针法则是在远端交经巨刺的基础上,配合局部经筋疏通导引,该针法是"循经取穴"经典理论的体现与发挥。

我受董氏动气针法之启发,提出了"耳穴动气针法"理论,用以治疗经筋病。方法如下:① 通过望、闻、问、切明确患者的病灶部位;② 在相对应的耳穴位置附近区域寻找阳性反应点;③ 强刺激按揉或者针刺阳性反应点,同时嘱患者配合活动患处肌肉关节 5～10 分钟;④ 最后根据实际情况进行局部针刺或艾灸、拍打按摩等舒松善后。

大量的研究表明,耳穴疗法具有显著的镇痛效应。迷走神经耳支和孤束核之间的传入投射是耳针发挥作用的机制之一。刺激耳穴可引起从外周到中枢各个水平的生物。化学信息整合传递,释放内啡肽,从而发挥镇痛作用。因此,耳穴动气针法以耳穴刺激为先,目的在于快速发挥耳穴的镇痛作用,以降低躯体疼痛感觉。当机体发生组织损伤的情况下,感觉神经系统往往会产生超敏反应,导致疼痛抑制机制功能下降,继而将疼痛感觉扩散到非损伤区域。因此,急性疼痛刺激将通过限制运动准备以及运动执行过程而导致活动障碍。同时,反过来躯体运动亦对躯体感觉存在至关重要的调制作用。研究表明,运动可以通过激活抗伤害通路全面减轻疼痛症状。肢体运动产生镇痛效应的作用程度还取决于运动的自发性质。研究发现，躯体感觉诱发电位在肢体运动过程中减少，尤其在自主运动过程中比被动运动过程中减少得更多。因此，当耳穴刺激之后，嘱患者进行主动的肢体活动，可以使躯体的疼痛感觉因运动传出的参与而得到抑制，从而能有效地改善疼痛。

典型医案

患者，男，39 岁，2021 年 6 月初诊。主诉：腰部剧烈疼痛伴活动受限 4 小时。患者 4 小时前晨起弯腰刷牙，忽然起身后即感腰部疼痛剧烈不能后伸，家中平卧 2 小时仍不减轻，遂至门诊就诊。刻下症见：腰部剧痛，弯腰由家属搀扶步入门诊，活动不利，追问病史患者近期因工作原因长时间久坐，有腰酸不适，但无下肢麻木，二便如常，舌暗红，苔白，脉弦。体征：弯腰体位，腰 5 棘突压痛阳性，左侧腰方肌、竖脊肌紧张，压痛点位于第 4～5 腰椎向左旁开 1.5 寸处，腰部活动度受限，前屈 70°，后伸 0°，左侧屈 10°，左旋 15°，右侧屈 20°，右旋 30°。直腿抬高试验阴性，腰部 X 线检查未见明显异常。西医诊断：棘上韧带炎、腰方肌扭伤、竖脊肌扭伤。中医诊断：急性腰扭伤，经络辨证病灶为督脉、膀胱经。

我对患者双耳进行耳穴探查，在双耳廓之腰、腹、肾等区域均寻找到阳性反应点，予阳性反应点按揉片刻后行针刺治疗，针毕嘱患者缓慢活动腰部，范围由小到大，活动期间以虚掌拍打腰方肌、竖脊肌等腰部压痛点数次，活动 10 分钟后患者即感疼痛减轻，腰部活动度显著改善，前屈 80°，后伸 20°，左侧屈 20°，左旋 30°，右侧屈 30°，右旋 45°。继续在耳穴上行小幅度针刺捻转手法刺激 1 分钟，随后嘱患者取俯卧位行体针治疗，取穴：阿是穴、腰阳关（温针灸）、肾俞（双）、志室（双）、腰眼（双）、大肠俞（双）、委中（双）、申脉（双），针刺后行捻转泻法，留针 30 分钟。当日针刺后症状显著改善，患者可自行行走，嘱其再治疗一次，处方和方法同上，二日后症状、体征完全消失，告愈。

按：本案例患者因长期久坐导致局部气血不通，瘀血阻滞腰部经筋。发病时又恰逢晨起人体阳气未升，气血未动，筋脉欠濡养，稍活动不慎即出现筋脉受损。我认为，经筋的急性损伤宜以宣通气血为先，故治疗时先行耳穴刺激以减轻患处疼痛，继而配合患处肢体活动。一方面，促进活动受限的肢体组织逐渐恢复正常的活动范围；另一方面，通过运动信号的输入，减轻疼痛信号的传出，此乃耳穴动气针法之用意所在。接着，待患者症状体征有所缓解之后，再对患处组织进行局部针灸松解，以达温经通络，最后使症状尽快完全疏解而愈。

第七节　耳穴治疗妇科疾病心得体会

《素问·上古天真论》记载："女子七岁肾气盛，齿更发长；二七而天癸至，任脉通，太冲脉盛，月事以时下，故有子；三七肾气平均，故真牙生而长极；四七筋骨坚，发长极，身体盛壮；五七阳明脉衰，面始焦，发始堕；六七三阳脉衰于上，面皆焦，发始白；七七任脉虚，太冲脉衰少，天癸竭，地道不通，故形坏而无子也"。这段话是《黄帝内经》中关于女性生长、发育、衰老规律的经典论述，从中我们认识到"肾气""天癸"对女性生长与衰老的重要作用。随着现代中医理论的逐步发展，中医妇科学逐渐形成了"肾-天癸-冲任-胞宫生殖轴"的中医理论，是女性生殖内分泌的调控基础。

"耳者，宗脉之所聚"，耳穴是全身信息反应在外耳廓的一个个控制点，与脏腑经络密切相关，故可通过耳穴调整经络气血，来治疗相应脏腑、器官或组织的疾患。从现代医学解剖生理机制来分析，一方面,耳穴可以通过刺激耳迷走神经分支以调节神经和内分泌激素水平;另一方面,耳穴可能通过在下丘脑的神经投射,整合信号,继而通过下丘脑-肾上腺-卵巢轴以及肾上腺皮质激素、内啡肽作用,调节内分泌功能,改善激素水平及性腺轴功能,抑制垂体亢进,使体内激素水平达到稳态。据报道,耳针能减缓围绝经期患者雌激素水平的下降和促卵泡生成素水平的升高,促进内啡肽的合成,恢复围绝经期患者的内分泌功能平衡神经和内分泌功能,有效缓解临床症状。《难经·四十难》记载:"耳为肾之外候",而肾藏精,主生长和生殖。由此可见,耳与肾之间存在密切的联系。根据多年的临床经验,我总结出耳穴疗法基于"耳-肾-天癸-冲任-胞宫"生殖轴调控女性生殖内分泌疾病的学术思想。现将妇科疾病的耳穴诊疗方案总结如下:

1. 耳穴的选穴思路

20世纪50年代,法国医生诺吉尔提出了关于耳穴的著名理论:即耳朵上的不同位置联系着人体躯体及内脏的特定部位,其对应关系在耳部如同是一个倒置的胎儿。这与我国现行的中华人民共和国耳穴标准定位分布系统中上肢、头骨、主要脏器(包括肾、心)的定位大致保持一致,其中三角窝对应的是人体的生殖系统。因此,我非常重视三角窝该耳穴分区在女性生殖内分泌疾病中的应用价值。位于三角窝中的耳穴"内生殖器",亦称为"子宫穴",是临床上治疗妇科疾病的首选穴位。临床上还可以观察到该穴的色泽随女性的月经周期呈周期性改变,其大致规律为:① 月经前期呈粉红色,有光泽;② 月经期呈鲜红色,且见有红色毛细血管充血扩张;③ 月经后期:呈暗紫色,毛细血管的颜色变得暗紫色。月经不调患者在内生殖器穴还可表现为片状红晕或脂溢性脱屑,或呈血管网状怒张等等。我认为内生殖器穴是妇科疾病,包括月经不调、闭经、痛经、围绝经期综合征、不孕症等的首选耳穴。其次，位于耳甲腔的前下部，在屏间切迹内的耳穴内分泌可以调节内分泌，维持女性激素水平的稳态。再配合位于在对耳轮下脚下方后部，即耳甲10区的肾穴，可以使女性患者的机体达到气血调和，阴平阳秘的作用。

综上，**内生殖器、内分泌、肾三穴为我治疗妇科疾病的首选穴位。**然而，妇科疾病的病因病机往往较为复杂，临床诊疗时需要审证求因而治之。因此，在临证之时，除了主穴还应辨病辨证，随证加减配穴。辨病上，例如，内分泌紊乱导致的月经不调加卵巢穴（非国标耳穴，在屏间切迹外缘与对耳屏内侧缘之间，相当于国标耳穴皮质下，对耳屏4区）、丘脑穴（非国标耳穴，在对耳屏内侧面中线下端，相当于国标耳穴皮质下区域内，对耳屏4区）、皮质下穴；盆腔炎、输卵管疾病加盆腔穴；痛经、妇科手术镇痛等，加神门、皮质下穴。从辨证上，气血亏虚加脾、胃穴，以补益气血；肝气郁结加肝、神门、耳尖穴，以疏肝理气，宁心安神；肝肾不足加肝、肾穴滋补肝肾；痰瘀阻滞加脾、胃、肝、耳尖等穴，以健脾化痰、活血通络。

2. 耳穴的介入时机

由于女性的生理病理特点存在周期性因素，因此在治疗上，我提倡耳穴的介入时间应该根据不同的疾病特征来选择。例如痛经、经前期紧张综合征等疾病具有月经期呈周期性发病的特点，那么耳穴治疗强调在发病前提前干预，一般在月经前3～7天开始干预，能有效地预防疾病症状的出现。再如排卵障碍是多囊卵巢综合征患者最主要的症状，其往往表现卵泡发育不良与卵泡滞留，因此，排卵期前后的治疗非常关键。因此，耳穴的介入时机应该根据辨病伺机而动，这样才能获得更好的临床疗效。

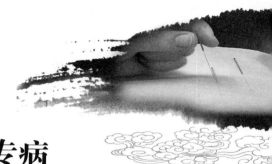

第二章　临床专病

第一节　失　眠

　　失眠是一种主观体验，是患者对睡眠的时间或者质量不满意，并且影响到白天状态的一种疾病。一般认为，入睡时间大于 30 分钟，或者夜间觉醒次数大于 2 次，或者凌晨 4 点之前醒（冬天 5 点之前），或者总睡眠时间少于 6 小时，同时伴有白天的眩晕、乏力等日间功能障碍，即可以诊断为失眠。失眠分短期和长期，短期失眠者常能自行调节，症状持续 4 周以上的，可诊断为慢性失眠。失眠可以单独出现，也可以与其他疾病相兼出现。

　　失眠从中医角度属"不寐"范畴，《内经》称为"不得卧"。所谓"日出而作，日落而息"，睡眠本来是一种自然的规律，是人与自然相对应，中医称为"天人合一""天人相应"的很典型的标志。但在人类社会整体进入现代化后，外部生存环境的变化和"全天候"的社会生活方式常干扰人们的睡眠，成为诱发失眠的重要因素之一。加之很多患者长期从事紧张的脑力劳动，或情绪波动，或久病之后体质虚弱，导致大脑皮层兴奋与抑制功能的失衡，大脑皮层功能紊乱而引发睡眠障碍。

人体的清醒和睡眠是一个阴阳相交的过程。白天醒着的时候，阳气主事，夜间阳气则进入阴分藏起来了，去补养补充能量，这就是睡眠。第二天阳气补满了再出来工作，就类似电池充电、放电的过程，夜里充满电，白天用一天。既然睡觉是个阳气进入阴分的过程，那么失眠的核心就好理解了，即"阳不入阴"四个字。《内经》原文叫"卫气不得入于阴，常留于阳"。而具体原因无非两个角度，要么是阳过于亢盛躁动不能入于阴；要么阴过于虚弱，涵纳不住阳。前者诸如"胃不和则卧不安"或者小孩子睡前活动兴奋，而不能入睡。后者我遇到过一个病例：是个现役的拳击运动员，20岁出头。他们比赛之前要降体重，这样比较有优势，这个小伙子平时体重68 kg左右，但是比赛之前要降到63.5 kg。他们怎么降呢？简单来说就是脱水。穿一件很不透气的衣服，然后做强度很高的运动，闷出很多汗。从中医来说汗属阴，这个患者主诉就是，备赛训练强度越大越累，回来躺床上就越睡不着。这就典型的阴太虚弱，涵养不住阳。更严重的是，血汗同源，汗和血皆为阴之所化生，一荣俱荣，一损俱损。汗为心之液，汗出得太多，心没有足够阴血涵养。赛前体检一查，心电图提示，心肌缺血，不让他比赛。他很着急，这时候又不能用药，因为怕兴奋剂检测不过关。我就给他针灸，以足三里、三阴交、内关为主，治疗了2个星期再去复查心电图，心肌缺血好了。

失眠从病位角度说，病位在心，与肝、脾、胃、肾都有密切关系，与情志、饮食、劳倦、体虚等因素相关，情志不遂、肝阳扰动、思欲劳倦、思伤心脾、惊恐、房劳伤肾致肾水不能上济于心、心火内炽、心肾不交、体质虚弱、心胆气虚、饮食不节等因素都可以导致邪气扰动心神，或心神失于濡养而致心神不安。因此，临床上需要通过望、闻、问、切四诊合参收集患者的症状，以评估所涉及的脏腑或经脉。

临床治疗以调理跷脉功能、安神定志为主，常选用手少阴心经穴以及督脉经穴位,同时选择申脉、照海、神门、印堂、四神聪、安眠穴等为配穴。若肝火扰心加太冲、行间、侠溪;痰热内扰加丰隆、内庭、曲池;心脾两虚加心俞、脾俞、足三里;心肾不交加太溪、心俞;心胆气虚加丘墟、心俞、内关;脾胃不和加内关、公孙、足三里、三阴交。此处着重说一下申脉、照海。申脉是足太阳膀胱经穴,通阳跷脉;照海是足少阴肾经穴,通阴跷脉。《灵枢》有云:"阴跷、阳跷……阳气盛则瞋目,阴气盛则瞑目",阴跷、阳跷脉司目之开阖。故针申脉、照海可以调节睡眠。治疗失眠,申脉宜用泻法,直刺 0.5～1 寸,重提插捻转,令患者有明显酸胀感,起针后可适度放血;照海宜用补法,直刺 0.5 寸左右,轻提插捻转,以患者舒适为度。二者合用,有益阴泻阳之效。针刺穴位的多少可以随病情轻重和疗程的推进有所不同。头部穴位大多可以调节大脑皮层异常引起的疾病,百会为失眠要穴,临床上常以百会、神庭、风池、印堂相配,若效果不好,可加四神聪。慢性失眠常用风池加背俞穴,如心俞、肝俞、脾俞、胃俞等。

耳穴可选心、肝、脑、皮质下、耳背心、耳背肝、额、枕、内分泌、神门、肾等,治疗时一侧耳行针刺,一侧耳行耳穴埋丸,交替进行。此外,对于肝阳上亢的失眠患者,可行耳尖放血,重症失眠患者的放血量可加大。在放血疗法的选用上,心火旺盛的患者除了在耳尖放血,还可在中冲穴、大椎穴放血。

灸法亦可用于失眠患者的治疗,比如艾灸百会穴不仅不会让患者亢奋,反而可以让气血上濡头窍、镇静安神。但需注意灸量,艾灸百会穴不宜超过 5 分钟。除了百会穴,背部心俞和足部厉兑亦可灸。

从针灸治疗的整体处方看,头部穴位和耳穴的叠加刺激对于平衡大脑皮层功能、镇静安神特别重要,因此失眠患者的针灸方案应包括头针、耳针、体针以及耳穴埋丸等一整套的治疗方案。

此外,在临床上要注意心理疏导,与失眠病人交流时要理解失眠的痛苦性,失眠患者常心情焦虑,要用和缓的方式与患者沟通。为患者行针刺治疗时应注意安抚患者情绪,初次针刺强度不宜过大,以帮助患者舒缓情绪。而在治疗时间上,下午好于上午,最佳针灸治疗时间为傍晚,可通过针灸帮助患者改善当晚的睡眠,以逐步形成良好的睡眠习惯。

除了针灸,中药协同使用可增强治疗效果。心脾两虚型失眠可使用归脾汤,痰热型失眠可使用黄连温胆汤。临床上,我也常用逍遥散加安神药,以调畅情志、镇静安神之法治疗,甘麦大枣汤也常合方使用。曾有一位男性患者,50 岁,性格较温和,工作及人际关系上追求完美,不愿意得罪人,因失眠前来就诊。就诊时除了失眠,还善太息,经脑科医院诊断为轻度焦虑,但患者不愿意使用抗焦虑药。我在给他在针灸时选用了膻中、内关、公孙、神庭、四神聪、足三里、心俞,中药处方选择了甘麦大枣汤加百合、茯神、酸枣仁、香橼,其中炙甘草 15 g,小麦 50 g,百合 30 g,大枣 7 颗。嘱患者睡前使用夜交藤和艾叶煮水泡脚,治疗一个半月后患者失眠症状基本消除。当然对于顽固性失眠,有时还须辨证加用重镇安神之品,如:龙骨、牡蛎、灵磁石等。

最后,还应叮嘱患者注意饮食规律、生活规律、适当锻炼,消除顾虑和紧张,养成定时睡眠的习惯,睡前不要看手机和电视、不要过度思虑、不要做令人兴奋的事情、不要喝浓茶。晚上睡觉前、晨起后可用按摩梳梳头以疏通头部经络,还可按揉耳廓耳垂,疏通全身气血。

第二节　失　音

失音是一种症状名,是指语声嘶哑、不能发音,与中风"舌强语謇"的言语功能障碍、胡言乱语、词不达意有明显区别。失音包括现代医学的急慢性喉炎、喉头结核、声带创伤、声带息肉等疾病,还包括癔症性失音。妇女怀孕期间的失音叫"子喑"。

临床遇到失音患者，首先需要请耳鼻喉科会诊，明确咽喉部位有无器质性损伤、炎症，还是单纯的功能性障碍。在诊断明确的情况下方能有的放矢，针对病因选择不同的治疗措施。同时，不同病因也有不同的预后。

我曾多次治疗过功能性失音，有因情志失调，忧郁闭音；有因受到惊吓，心肝气闭，往往女性较为多见。有一位安徽的患者，是一位上初中的女孩，因"不能说话"通过媒体朋友介绍而来。详细询问病情后得知，患儿某天乘坐摩托车，从后座上不慎摔下，被扶起后全身无其他明显损伤，但当时便不能说话，于安徽、上海各地求诊未能缓解症状。于江苏省人民医院耳鼻喉科检查无器质性损伤，故诊断为功能性失音，我给她使用针灸治疗。局部选用廉泉、人迎濡养咽喉，通关启门；风池、百会开窍醒神；通里、太冲通调心气，疏肝醒神；足三里、三阴交调补全身气血。针灸1次后隔天晨起便能喊"妈妈"，前后一共针灸3次，患儿康复。

本方案中，廉泉采用1.5寸针，提插捻转强刺激后，留针30分钟，余穴常规平补平泻。可辅以逍遥丸或四七汤加减针药并用。一般3～5次治疗后即可见效。在针刺咽喉部穴位，比如廉泉、天突、人迎、咽四针时，应注意针刺深度，一般来说廉泉针刺深度1.2寸左右，咽四针和人迎一般0.3～0.5寸。同时针刺人迎穴应避开颈动脉，天突穴进针后应沿胸骨柄内侧平刺0.5寸左右，避免伤及气管。

用嗓过度引起的声音嘶哑属于失音的另一种，一般多由肺阴不足、肺肾亏虚引起，一般选用廉泉、人迎等咽部穴位，轻刺激，同时辅以膻中、内关、公孙以补气开胸，风池、百会、神庭以调神，还可用少商点刺放血。同时嘱患者不要进食辛辣烟酒，避免用嗓过度。

常见的器质性损伤导致失音的原因是甲状腺术后喉返神经损

伤。针灸同样可以治疗,但其疗效与神经受损程度相关。我曾诊治过几位患者,除选取咽喉部穴位之外,还选取八脉交会穴列缺配照海,疏利咽喉,同时选取耳穴:咽喉、肺、皮质下、颈,针刺或耳穴压豆,并配以少商轻微点刺放血。此类患者临床治疗需要有耐心,一般10～30 次为一疗程。

除针灸之外,临床上常使用中药与之配合同治失音。常用方药为桔梗甘草汤,配合百合、枇杷、蝉衣、胖大海、木蝴蝶、罗汉果、南沙参、西洋参、化橘红、玄参、生地等加减。还可使用药渣蒸汽熏蒸口咽鼻以增强疗效。

第三节　甲状腺疾病

甲状腺疾病目前是大家所关注的一个热点问题,甲状腺是负责人体新陈代谢的重要器官,它的位置在甲状软骨以下,锁骨以上,气管的外面,也就相当于男同志戴的领带结的位置。甲状腺长得像一个蝴蝶,两侧有翅膀,分为左右两侧,中间有一个峡部相连,甲状腺对于人体来说,主要分泌甲状腺激素、降钙素等。其中,甲状腺激素是维持人体正常新陈代谢不可缺少的重要激素。降钙素主要参与人体钙的平衡。

1. 疾病概况

近年来甲状腺疾病高发,在 18 岁以上的成年人中间,有 20％的人有可能存在甲状腺问题。其病因十分复杂,有些学说认为和辐射、环境污染、吸烟、感染、药物、基因等相关。据相关数据表明,现在甲状腺结节的发病率可达 50％,运用超声检查筛选,高达 60％的健康人会发现结节,其中女性更为常见。这当然也从另一侧面说明了人们对于健康的意识增强，以及体检手段的普及，特别是超声在甲状腺中的应用。这些都使得甲状腺疾病更容易被发现。

具体来讲，甲状腺疾病的分类，一类是自身免疫性炎症，包括甲亢、甲减、桥本甲状腺炎，都属于这一类。另一类，就是我们通常说的甲状腺结节，也是目前发现更多的一类疾病。还有一部分就是甲状腺癌，属于恶性肿瘤。从现代医学来讲，甲减是自身激素缺乏，本着缺什么补什么，缺多少补多少的原则，需要终身服药，一般不会产生什么副作用。甲亢，则是分泌激素过多，需要让甲状腺合成减少，常用药物：甲巯咪唑、丙硫氧嘧啶。甲亢服用时间比较长，一般要 1～2 年的时间，根据用药情况，1～3 个月就要复查与调整用药量至合理适当。药物治疗，大概有一半的病人可以治愈，另外一半的病人需要 [131]I 同位素治疗（内照射），破坏部分的甲状腺细胞，使之分泌激素减少。

甲状腺结节，就是甲状腺上面有一部分细胞，和正常的甲状腺组织长得不一样，有可能是退行性的变化，有可能是炎症的结节，也有可能是新生物、囊肿。通俗地讲，甲状腺结节一般没有什么症状，除非是长得特别大，脖子粗大，或者压迫了神经，引起声音嘶哑。对于甲状腺结节的治疗，首先需要判断是良性还是恶性。超声波诊断很重要，根据 TI-RADS 分级及结节大小，一般 4 级以下，结节大小 0.5 cm 左右以观察为主。达到及超过 4a 级，1 cm 以上，应穿刺病理，甚至基因检测，再决定是否手术。本篇针对临床多见的甲状腺结节，谈谈我在临床的治疗体会。

2. 甲状腺结节的中医治疗

中医认为，甲状腺结节属中医学"瘿病"范畴，其病因病机与饮食水土失宜、情志内伤有关，另外与体质因素相关。随着社会的发展，生活节奏的加快，工作压力的加大，肝气郁结日渐增多，乘于脾胃，脾失健运，津液不布，气滞痰凝，血气不畅，遂成本症。气郁日久，可致血脉瘀阻。所以我个人认为甲状腺结节病机的核心在：气滞、瘀血、痰凝，三者可互有兼夹。治疗以理气散结、化痰消瘿、活血软坚等。对于毒性结节伴甲状腺功能亢进者，则予清肝泻火，化痰散结法；对于伴有甲状腺功能减退者，常予温补脾肾法。强调根据个体的差异性，整体辨证施治。

针灸治疗采取局部、邻近取穴，与远距离的循经取穴相结合。常用穴位：廉泉、天突、人迎、扶突，可在颈部甲状腺中心及周边围刺点刺，不强调深刺，针刺深度在 0.1～0.5 寸；邻近取穴：膻中、水突、气舍、缺盆、风池、大椎；循经取穴：曲池、外关、合谷、列缺、照海、足三里、阳陵泉、丰隆、解溪、内庭、太冲、行间、足临泣。颈部围刺，可小幅度提插捻转，切勿深刺，以免伤及颈总动脉和喉返神经。治疗可以一周 2～3 次，留针 30 分钟，3 个月为一个疗程，复查观察。

耳穴治疗：心、肝、脾、胃、内分泌、颈、皮质下、甲状腺（经验穴，位于耳穴颈椎的外上方，与颈穴相平，一般在颈、颈椎、锁骨穴区域寻找阳性反应点）。可以左右耳针刺和压丸结合，每周 2～3 次。可以在耳尖放血，找甲状腺阳性反应点放血。也可以在对耳轮、颈、颈椎、胸区刮痧和耳穴按摩。

辨证论治，一般可使用逍遥丸及归脾汤加减，常用的药物有：当归、白术、夏枯草、炙鳖甲、炮山甲、川芎、贝母、天花粉、牡蛎、橘核、橘叶、橘络等。

甲状腺结节发病率高，越来越被人们重视，也是我们中医针灸工作者需要研究的课题。我们目前没有进行大样本临床观察，但是已有少部分病人通过中医针灸的治疗，发现甲状腺结节减小或消散。分享以上心得，以期给同道参考。

第四节　膝骨关节炎

膝骨关节炎,也称为膝关节退行性病变,是一种临床的病理性改变,主要表现为关节软骨变性、关节软骨破坏以及软骨下骨质增生。本病症状主要是关节疼痛、肿胀和僵硬变形,严重时还可能导致功能障碍。该病多发生于中老年人群,病程长且易复发,严重影响了患者的生活质量。发病率高、致残率高是该病的主要特点。研究表明,40岁以上人群的发病比例为10%～17%,60岁以上的发病率达50%,而且该病的发病率仍在逐年上升,趋向年轻化。

现代医学通过临床症状及影像学检查可以明确本病的诊断,非甾体类药物如西乐葆是常用治疗药物,但长期使用容易出现胃肠道不良反应。骨科手术治疗费用昂贵,且部分病情未严重到需要手术的程度,而部分患者又对手术存在心理障碍。相比之下,中医针灸治疗是目前临床上常用的有效治疗方法。

在中医学中,膝骨关节炎属于"痹症"范畴,所谓"风寒湿三气杂至,合而为痹"。根据临床所见,我一般把本病分为三个阶段。第一阶段,以疼痛为主,病因多为感受寒邪,风寒湿夹杂;第二阶段,以肿胀沉重为主,多以湿邪为患,风寒之邪夹杂;第三阶段,为畸形期,一般病情日久,以痰瘀阻络、闭阻关节为主,肾主骨,肝主筋,膝为筋之府,加之运动过度和风寒湿邪杂至,此类患者以肝肾两虚为主,外邪为辅。治疗方面,益气祛寒胜湿、通经活络止痛是治疗一、二阶段病人的主要原则,针灸效果最佳。而第三阶段的治疗原则需要以活血、化痰、祛瘀为主,针灸的效果相对较差,但可以改善症状、减轻疼痛,需要辅助中药甚至中西医结合治疗。

针灸治疗方面,最重要的是内外膝眼,针刺可用1.5～2寸针治疗,可深刺,但切记,一定需要注意局部的消毒。我曾经听过有医生,扎膝关节隔衣针,导致患者化脓性膝关节炎,需切开排脓的病例。艾灸、温针也一定注意,因为膝关节活动较多,瘢痕很难痊愈,故膝关节局部不做瘢痕灸。此外,膝关节周围穴位也是临床常用的,如:梁丘、血海、阴陵泉、足三里、阳陵泉、曲泉、膝阳关、委中、三阴交、太溪、解溪、昆仑、丘墟等。应注意不同腧穴的针刺深浅,以气至而有效为原则,间歇行针。因为一侧膝关节疼痛,另一侧必然代偿,所以针刺需要双侧同时治疗。疼痛明显可加用电针,疏密波或连续波,每天治疗1次,留针 30 分钟到 1 小时,留针期间可加用红外线理疗灯照射。症状缓解以后,可每周 2～3 次的治疗,但是应该持续 1～2 个月以上。临床在采用上述方案治疗后,一般经过 5～10 次的治疗,很多患者膝关节的疼痛、肿胀都能得到不同程度的缓解,功能障碍亦可以得到恢复。有些患者符合手术指征,但因为种种原因不能手术,坚持针灸治疗,亦能取得良好的效果。

需要注意是,要嘱咐患者,膝关节要注意保暖,可以常佩戴"护膝关节套",应适度活动,减少负重运动。可以教会患者在家艾灸,运用艾条温和灸,对膝关节周围进行耐心地温和灸,以温热而不烫为度。时间可以稍长,半小时至 1 小时,灸透,但注意不要烫伤,每天1～2次。另外,可以对膝关节前、左右、侧面以及膝关节腘窝部的经络穴位,用双手掌进行拍打。并可取坐位,双手固定膝部,抬腿活动膝关节。此外,玻璃酸钠膝关节注射、复方当归注射液穴位注射亦有一定疗效。

耳穴方面,可以采用耳尖放血疗法,首先按摩耳廓和对耳轮上脚,使对耳轮上脚,膝穴反映区的气血充盛,然后点刺挤压,使瘀血排出。此外,还可以配穴:肾、肝、脾、皮质下、耳背 1 区腘窝相关区域点,针刺或者耳穴压丸。

中药治疗我常选用独活寄生汤加减内服,加木瓜、鸡血藤、五加皮、制乌头等。在寒冬季节,以艾草、桂枝、海风藤等煮水泡脚,膝关节局部可以常常涂擦红花油、正骨水、青鹏软膏等,共奏补益肝肾,健脾利湿,温暖关节,行血消痹之功。

第五节　面　瘫

特发性面神经瘫痪,即面神经炎,系指面神经管内段面神经的一种急性非特异性炎症导致的周围性面瘫。面神经炎主要分为贝尔麻痹及膝状神经节综合征(亨特综合征)两种类型。贝尔麻痹的病因目前并不完全清楚,但是趋向认为是由一种嗜神经病毒引起。亨特综合征由带状疱疹病毒引起。

本病的临床表现非常明确,患者常出现患侧耳垂后疼痛,后继续出现额纹消失、闭眼不能、鼓腮漏气、口角流涎、示齿时口角歪向健侧,有些患者可出现面部麻木疼痛、味觉减退、头晕耳鸣,亨特综合征的患者可出现外耳道疱疹。

面瘫是针灸科临床常见病、多发病。除了西医抗病毒、激素、营养神经治疗外,针灸是本病的主要治疗手段。在诊治面瘫方面,我认为首先需要明确诊断,区分中枢性和周围性面瘫,尤其老年人要排除脑血管意外造成的面瘫。其中周围性面瘫是针灸常见病和主要适应证。治疗总体原则为疏通经络、调节气血,促进面神经恢复。穴位选择攒竹、鱼腰、太阳、迎香、四白、下关、地仓、翳风、风池、合谷等。

下面就针灸治疗面瘫的一些关键问题,谈谈我的理解。

1. 针灸治疗面瘫,早期是否需要针灸? 能不能针灸?

这在临床是个有争议的话题。面瘫发病期(急性期)在 1～10 天,静止稳定期 11~20 天,20 天以后进入恢复期。西医一般认为稳定后才能针刺。我个人认为,一出现面瘫即可针灸治疗。急性发展期是可以针刺的,但需要注意针刺的方法。

2. 急性期如何针刺?

我认为,急性期面神经炎症水肿状态,应给予较弱的温热的刺激,可以加速血液循环,使炎症尽快吸收,促进神经纤维恢复。急性期需要轻刺激,局部浅刺、平刺为主,不宜深刺、透刺,不宜大幅度提插捻转强刺激,不宜过早使用电针,提倡用艾灸。早期过强刺激,会使得局部组织处于充血状态,容易加重水肿和炎性改变。治疗一周 3~4 次,不能过多频繁刺激。我在临床常用翳风穴温针灸,配合面部艾灸和耳部艾灸。也可耳尖放血或耳背静脉放血。早期温针灸、艾灸、放血等,可以使患者比较顺利进入恢复期。

3. 针灸最佳治疗时间?

个人认为针灸的最佳治疗时间是静止稳定期,这个时期针灸并用,疗效确切。

4. 面瘫治疗过程中电针如何使用?

个人认为,不宜过早用电针,宜在恢复期使用。使用电针宜选用低频率为宜,多用连续波、疏密波,应缓慢调整治疗电流的强度。电流强度并非越大越好,应以患者的耐受舒适为准,一般选取 1~2 组穴位,使用电针时间以 30 分钟为宜。

5. 针灸的频次如何选择?

我认为一周 2~3 次即可,若一天一次,连续治疗一周后,也需休息一周。临床上有些医者为了追求疗效,早期进行频繁的针灸刺激或用过强的手法刺激,患者在这样治疗下,往往后期恢复不佳。部分患者接受持续、不间断的 2～3 个月甚至更长时间的针刺后，出现面瘫倒错、面肌痉挛现象，属于面瘫恢复不良，较为难治，临床应该避免。我在临床几次遇到这样的病例，由于面瘫患者急于求愈，连续治疗，不间断治疗 2 个月甚至有 3 个月左右，甚至连周六、周日都在治疗，但就是未有好转。来我处求诊时，我嘱其先停针灸，休息 2 周。之后面瘫反而好转，此后每周 2 次治疗，一月而愈。所以，临床上针灸治疗面瘫是有效的，但过度治疗对病情是不利的。

6. 面瘫后遗症如何治疗？

面对面瘫后遗症患者，一定要耐心、细致，做好医患沟通交流工作。患者要放松心情，如果面瘫后出现倒错等现象，更不能过强、频繁刺激，而应该轻刺激。局部痉挛的患者，宜局部浅刺，微放血（出血），可以配合隔姜灸或艾条灸。后期，部分患者额肌、口颊肌恢复不好，可以局部浅刺、毫针点刺，局部涂抹红花油，配合艾条悬灸。此外，患侧口腔内颊也可用毫针点刺，亦可在健侧面颊部轻刺激相关穴位。也可以在耳穴：口、眼区、额区、心、气管、肝、面颊，采用多针浅刺法，配合耳穴压豆。体针加用双侧风池针刺，大椎刺络放血。并结合全身状态，配合四肢远道辨证取穴。

7. 是否需要联合药物治疗？

个人认为，面瘫早期适当用激素、神经营养、扩血管药物，再结合针灸治疗，对于疾病恢复是有益处的。穴位注射也是我们常用的药物治疗方法，我们一般采用甲钴胺和当归注射液，甲钴胺每穴 0.3～1 ml，可用于各种面瘫的各个阶段；而当归注射液用于陈旧性面瘫更适宜，每穴 0.2～0.5 ml，总量每次 1～2 ml。有些人认为面瘫属于自愈性疾病，不需要积极治疗，这是不恰当的。面瘫的病情轻重程度不同，恢复情况有差异，不同的患者情况不一样，早期还是需要积极治疗的。

8. 面瘫后遗症如何选用中草药治疗？

我一般选用养血通络、养心宁神、疏肝息风的中药,如:当归、枸杞、菊花、女贞子、旱莲草、川芎、茯神、白蒺藜、决明子、石决明,络石藤、鸡血藤、天麻等药物。长期面部不能恢复的患者,特别是女性患者,常伴有失眠焦虑,多从心肝论治,可辨证加用甘草、小麦、百合、红枣、酸枣仁、合欢花等药物。

第六节　肺结节

肺结节是近年来人们经常谈论的话题,由于影像学的进步,高分辨率的 CT 出现,健康体检的人群增多,越来越多的肺结节被发现,在一定程度上引起了人们的忧虑,恐结变癌。

肺结节是指胸部 CT 上肺内直径小于或等于 1 cm 的局灶性、类圆形或不规则形、密度增高的实性或亚实性肺部阴影。而肺磨玻璃结节是指 CT 上表现为密度轻度升高的、淡薄云雾状阴影,医学影像学上病灶可见单发或多发,边界清晰或不清晰。多见于 40 岁以上,女性略多于男性。

现代医学对肺结节的分类,它可以从数量上分为单个和多个,也

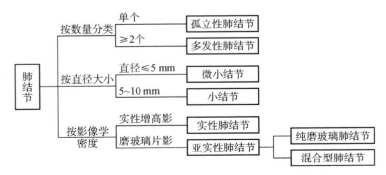

可以按直径分为微小结节和小结节,还可以从专业的影像学密度分为实性和亚实性,其中亚实性就包含磨玻璃样肺结节。

肺结节的致病因素复杂,目前尚无明确的结论,可能与所处环境、行为习惯、先天因素、免疫因素、疾病因素等相关,可能是多种因素共同作用的结果。

大部分患者无明显临床表现,只是体检时发现,部分人员可有口干、干咳、咳嗽、咽喉不利、咽痒、气短、咯白色痰、乏力等症状。

1. 肺结节良性与恶性的观察

早期研究认为肺结节与肺癌有关,并且在一定程度上出现过度治疗的现象,随着 CT 技术的发展和医学的进步,逐渐加深了对肺结节的认识。肺结节与肺癌虽然具有一定的相关性,但其整体是一个因人而异的个体化诊疗过程,具体情况还需辨证分析。

现在通过临床观察肺结节极少数恶性,只有 0.3%～3.7% 的肺部结节为恶性,多数小结节,尤其 5 mm 以下的肺部结节为良性,随着结节的增大,其恶性的可能性增加。有的虽为磨玻璃结节,但它的直径≤5 mm,不必过于紧张,一般一年后复查胸部 CT;如果＞5 mm,也应该根据结节的数量、直径大小、密度、年龄、病程区分鉴别。肺部结节在没有明显恶性征象,实性结节在 8 mm 以下,纯磨玻璃结节小于 10 mm,可以 3～6 个月定期随访观察结节变化。如结节进一步的变化,可考虑做局部结节 1024CT 靶扫描(与病理符合率可高达95%)或者结节穿刺,如没有明显变化,需继续随访观察,如有胸闷、上背痛、咳嗽、持续性干咳、痰中带血等症状,并有家族史,应及时CT 扫描,检查肿瘤相关生化指标,并请呼吸科、胸外科医生评估、会诊或及时手术。

临床中发现部分患者肺结节钙化,最常见的原因就是肺结核病造成的现象,是一种陈旧性病变,肺实质肺细胞炎症后形成的瘢痕,一般没有大碍,所以肺部结节钙化属于良性,只代表着曾经的病变。也有的患者表现为肺结节部位纤维化。

2. 肺结节的中医针灸治疗与预防

中医学里虽然没有肺结节的专有名词,但往往与肺积、息贲、痰核、癥瘕、瘰疬、痰证、虚劳等病症相关。中医认为:肺属金,位于上焦,如雾。肺为娇脏,具有清静、宣发、肃降的特性,是人体呼吸气体交换,维持水液代谢,调节全身气化功能的主要脏器。肺是开放的,大量的粉尘、细菌、灰尘的吸入,是引起肺结节的因素之一。

从中医的角度,首先需要情志调达,避免过度的劳累,生活饮食有节,避免熬夜,忌烟少酒,佩戴口罩,清新呼吸,是保持肺健康的重要因素。肺结节的形成因素很复杂,但与人体体质有一定的关系,往往体质偏颇的人群患有肺结节的可能性较大,如:气郁痰结、阳虚痰湿、气血不和、阴阳失调等。

中医从肺论治,五脏协调,以清肺、养肺、化痰散结、行气活血为原则。本人常用清肺润肺散结汤,方用南沙参、百合、罗汉果、枇杷叶、芦根、瓜蒌皮、贝母、陈皮、茯苓、橘络、黄芩等,以此方加减,辨证治疗肺部炎性结节伴有咳嗽、咽干等症,临床治疗多例,发现炎症明显减轻,结节缩小。长期服用,有些磨玻璃结节可以稳定不发展,甚至有消失的案例。此外还可以使用逍遥丸和参苓白术丸加减,辨证加减:南沙参、百合、川贝母、枇杷叶、紫菀、百部、橘叶、橘皮、橘核、橘络、丝瓜络、瓜蒌皮、枳实、猫爪草(又名散结草)、夏枯草、海蛤壳、罗汉果、甘草、决明子、车前草、蒲公英、当归、川芎、土鳖虫、半枝莲、黄芩、漏芦、皂角刺、山慈菇、鳖甲、薏苡仁等。根据病人的实际情况,辨证施药。借以综合调理,改善肺的微循环,使肺的清宣肃降功能,维持稳态。

穴位疗法：首先根据病人的症状，进行临床针灸，辨证施术，内调脏腑，清肺养肺、化痰散结。另外对于肺结节人群的防护，第一，每天按摩鱼际（双手大鱼际互相摩擦）；第二，双手耳廓腹背按摩，然后用食指，耳甲腔肺区按摩，一日数次，贵在坚持；第三，经常或者早晚进行胸部拍打，左右手掌甩拍左右胸部，中府、云门、极泉、膻中等穴，手太阴肺经，从胸前沿上肢掌侧，抑或三经依次拍打。另外，背部可以沿督脉、膀胱经拍打，也可以每周 1～2 次背部拔火罐，借以宽胸理气，舒宣散结，温阳活血，既是养生之道，也是清心养肺，祛邪散结之法。

日常养护：根据肺结节形成的可能因素予以防范，养护正气、戒烟少酒（烟熏袭肺，酒热伐胃），少吃辛辣刺激食物（辛入肺，故辛辣刺激食物，对肺的影响大，注意公共场所佩戴口罩，防粉尘、防病毒）。肺喜润而勿燥，多吃水果，如梨、火龙果、无花果、石榴、甘蔗等。食疗方：白萝卜切丝、梨切丝、生姜切丝、大枣、红糖或冰糖，熬汤饮之。陈皮、贝母、橘核熬汤饮之。百合、银耳熬汤饮之。茶饮方：南沙参、罗汉果、百合、枇杷叶、化橘红、银花、甘草，煮水代茶饮之。

第七节　功能性消化不良

功能性消化不良是临床常见的功能性胃肠病，表现为：上腹痛、上腹胀满、早饱、嗳气、食欲不振、恶心、呕吐等不适症状，检查排除引起上述症状的器质性、系统性或代谢性疾病，即可诊断本病。本病已经成为全球日益关注的功能性疾病，发病率 10%～30%，在我国约为 15.57%。同时，该类患者常伴有焦虑、抑郁、失眠等精神行为。本病可持续或反复发作，但缺乏有效的治疗手段，西药作用尚不肯定，且存在胃肠道反应。针灸疗法能有效缓解功能性消化不良的诸多症状,疗效确切,远期疗效稳定。

个人认为,功能性消化不良是一组复杂的临床症候群,不仅存在脾胃症状,还多伴有精神症状,仅通过调理脾胃,部分消化道症状可以暂时缓解,但之后经常反复发作。究其原因,是对本病的病因病机把握不够。临床中我们发现,随着生活节奏的加快、工作压力、家庭负担、社会责任等因素的影响,现代人群普遍出现焦虑的状态,大脑负荷过重;同时饮食不规律常态化,过饥过饱,过量食用肥甘厚腻,影响脾胃正常腐熟运化;睡眠时间缩短,睡眠状态不佳,影响了正常的生物节律钟。长此以往,势必出现脾胃受损,心神欠安。故我们认为,本病病位主要在脾胃,与心、肝关系最为密切,尤当注重脑的作用。病机为脑神失养,脾胃不和。脑为元神之府,是人体高级精神活动所在之处,控制着人体的精神、思维、身体各个层面。长期的精神压力,脑神失养,髓海空缺,脏腑功能减退。治疗需清脑开窍,调畅神志,调和脏腑。脾胃是本病主要的发病部位。脾主升,司运化;胃主降,司受纳;升降有度,确保脾胃之协调平衡。

综合本病的中医病位病机,结合现代医学脑肠轴的生理病理特点,我在临床治疗本病的原则是上清脑窍,下调脾胃,具体使用一套"清脑调脾"针刺法。

具体针刺选穴和操作方法如下:

耳针:双侧耳穴神门、皮质下、心、脾、胃。耳穴神门具有安神定志、清脑开窍的功效,是最常用于治疗失眠、焦虑、抑郁等神志病的耳穴;皮质下穴具有镇静定志的作用,具有调节大脑功能的作用;心穴宁心安神定志;脾穴和胃穴有健脾和胃的功效,此二穴位于耳甲区,是迷走神经分布区域,刺激此二穴可通过迷走神经将信号传递至中枢,能有效调节胃肠道功能,改善胃排空、缓解内脏高敏。

体穴:百会、风池、太冲、中脘、内关、公孙、足三里、三阴交。百会是百脉之宗,诸阳之会,开窍通络。风池穴为足少阳、阳维之会,可上清头目,又可疏泄肝胆,此穴与颈 3 神经后支、枕小神经干或枕大神经分支的外侧支及颈后神经丛、椎动静脉丛关系密切,具有调整大脑血流、改善椎-基底动脉系统的作用;太冲穴是足厥阴肝经要穴,可疏肝解郁,调畅情志;中脘是胃经募穴,八会穴之腑会,按照解剖,该穴在腹白线上,深部为胃幽门部,是主治消化系统疾病的要穴。内关是手厥阴心包经络穴,也是八脉交会穴,通阴维脉,有宁心安神、理气止痛的功效。公孙是足太阴脾经络穴,八脉交会穴之一,通冲脉,有补脾和胃、调心安神的功效。公孙与内关同为八脉交会穴,《八脉交会八穴歌》云:"公孙冲脉胃心胸,内关阴维下总同",《席弘赋》中记载"肚疼须是公孙妙,内关相应必然瘳",因此两穴相配,共奏调脾和胃、宁心安神的功效。足三里是足阳明胃经的合穴,也是胃的下合穴,是主治胃肠疾病的关键穴,具有健脾和胃、益气扶正的功效。三阴交位于足太阴脾经,能兼调肝、脾、肾三脏。

在治疗时,还可根据患者脉证,辨证加减。对于虚寒性患者,中脘、足三里酌情可加灸;对于湿热性患者,可采用耳尖放血泄热,加配曲池、内庭。

【病案】

患者,女,35 岁,事业单位工作人员,因"胃脘部疼痛不适反复发作 2 年"就诊。初诊:患者近 2 年来因工作压力较大,出现胃脘部胀痛不适,拒按,纳差,不欲饮食,时有恶心欲吐,喜叹息,伴有胸胁胀满不适,睡眠不佳,常有稀便,夹杂未消化食物。查体:神清,精神尚可。腹部平坦,上腹部轻压痛,无反跳痛,舌淡苔白腻,脉弦。胃镜检查结果显示食管、贲门、胃底、胃体、胃角、幽门、十二指肠均良好,胃窦蠕动正常,局部充血,未见溃疡及新生物,胃镜诊断为慢性胃炎,幽门螺杆菌阴性。患者时常自行服用"达喜""吗丁啉""奥克"等药物,具体用量和疗程不详,但症状改善不明显。中医诊断:胃脘痛,肝郁脾虚。西医诊断:功能性消化不良。

患者长期工作压力大,思虑太过,耗伤脑神;忧思伤肝,影响肝主疏泄,进而伤及脾胃,治当清脑畅志,疏肝理气,调脾和胃。故予耳体针结合的方法,并通过医患交流加强患者的心理疏导。

针灸处方为:耳针选用神门、皮质下、心、肝、脾、胃,体针选用百会、风池、中脘、内关、公孙、足三里、三阴交、太冲。患者平躺,先进行耳针治疗,再行体针治疗。耳穴针刺时,首先仔细观察耳廓,寻找阳性反应点。患者耳穴在脾、胃区有毛细血管扩张的表现。其次,用探棒寻找压痛点,发现该患者耳穴神门、皮质下、心、胃区均有明显压痛点。耳廓局部碘伏消毒,快速进针,针尖刺入耳软骨但不刺破对侧皮肤为度,神门、肝、心、脾、胃的针刺深度约 2～3 mm,皮质下穴针刺深度约 5 mm。体穴针刺时,百会穴针尖由前向后平刺 10 mm,捻转得气,平补平泻法;两侧风池穴对刺 15 mm 左右,得气后捻转泻法;中脘穴直刺 15～18 mm,提插捻转得气,平补平泻法;内关直刺 8～10 mm,轻提插,捻转得气,平补平泻法;足三里直刺 15～20 mm,得气后行捻转补法;三阴交直刺 8～10 mm,得气后行捻转补法;公孙直刺 10～15 mm,得气后行捻转补法;太冲直刺 8～10 mm,得气后行捻转泻法。以上治疗隔日 1 次,每次 30 分钟。

治疗 5 次后,患者自觉胃脘部胀痛减轻,大便成形,食欲较前改善,嗳气减少,无恶心呕吐,舌苔白腻未改善。继续守方,加中脘穴、足三里穴温针灸,治疗 10 次后,患者自述症状明显改善,胃脘部胀痛不显,胃纳可,夜寐安,心情较前好转,无特殊不适。嘱患者守方继续治疗,每周 2 次,巩固疗效,同时注意规律饮食,稳定情绪,配合适量运动以缓解工作压力。

第八节 带状疱疹

带状疱疹是针灸临床的典型病症与优势病种。带状疱疹是由水痘-带状疱疹病毒感染导致,它的特点是沿神经分布的簇状水泡,可伴有脓血疱疹、感染、出血、渗出、结痂,多种皮损可以并见,常常伴随着剧烈的刀割样、火烧样疼痛,患处局部常伴有痛觉过敏,衣不可沾;很多患者疱疹消退后依然留有长时间的后遗痛,严重影响病人的生活质量。

本病临证多见肝胆湿热证,皮损的分布以少阳经走行相关的分布多见,亦可见厥阴经循行相关分布。病机一般为营卫壅滞,呈现热毒之象,伴有气血滞涩。兼有湿重者须兼顾利湿泻毒。临床舌象多为舌尖红苔黄腻。脉象多见弦滑,多伴烦躁口干、便秘居多。治疗时应注重与皮肤科联合治疗,尽早确诊,根据病情特点、病程早晚、并发症及基础体质情况定下治疗方案。

在中药的运用上,应坚持以法统方,常用药包括柴胡、黄芩、薏苡仁、茯苓、龙胆草(少量)、板蓝根、蒲公英、川芎、延胡索、络石藤等,加减:累及下焦加车前草;胃肠气弱加陈皮、白术;恶心加竹茹;头痛用藁本;三焦火热加栀子。此外,我还有一个外用经验秘方,以雄黄、青黛、枯矾、冰片各 10 g 碾碎加水匀成糊状,早晚涂抹患处,可以清热解毒止痛,加快疱疹恢复,早期即可使用,疗效确切。

针灸的治疗方面,体针采用局部围刺加疱疹局部毫火针点破(不求出血),加上循经取穴,多用少阳经穴、必用夹脊穴。夹脊穴取法为 1 寸毫针进半寸;配合耳尖放血,先同侧后对侧,每日一侧交替。耳针取穴采用皮损对应点加皮质下、三焦、肝胆、心。

带状疱疹的后遗痛治法,体针操作同上,加上梅花针患处局部轻刺,可以微出血,再用艾条灸 30 分钟(约 2 根),后加上电针镇痛。

疼痛是一种不良刺激,病程长者会产生情绪障碍,需加用西药抗抑郁焦虑药物和中药体质调理,多采用健脾补肺、活血通络方向的方剂,例如:复元活血汤、通窍活血汤、川芎茶调散等辨证使用。

总体说来,本病治疗的核心目的:一是缩短病程,减少疱疹面积,二是减少疼痛,三是降低后遗症的发生率。对于不能来院针灸的患者,季德胜蛇药片内服外用,在早期可以起到清热解毒、减轻疱疹蔓延之势的作用,可配合明竹欣(阿昔洛韦片)抗病毒治疗 14 天,再配合营养神经的药物治疗。对于高龄、发病病位高(头面部)、疱疹面积大的患者在急性期应及时加用适量激素。

第九节　急症与痛症

很多老百姓认为,中医治本,所以起效见效慢;而个人临床体会,中医绝不一定是慢郎中,中医在许多急症中也有很好的疗效,如各类起病急的病症和慢性病的急性复发,包括但不限于外伤、烫伤、晕厥、呕吐、中毒、高热、急性尿潴留、急性肠梗阻、持续呃逆等。而疼痛,在临床往往是很多患者前来就诊最迫切的不适。中医对于疼痛控制较为擅长,尤其是针灸,对于各种急性疼痛、慢性疼痛、体表痛、内脏痛,甚至癌性疼痛,针灸均有一定效果。

下面就针对临床接触得比较多的急症和痛症,谈谈个人的一些经验。

1. 发热

临床最常见的急症是发热,体温超过 37 ℃即可诊断发热,38.5 ℃以上需要对症退热处理。

针灸退热治疗常用合谷、外关、曲池、大椎四穴,其中大椎可以针刺与放血并用,配穴常用风池。对于外感病初期的发热,我临床常用拔罐和灸法以解阳遏之势,点刺放血亦为常用方法。例如,对咽痛患者,在常规针刺廉泉、迎香、列缺、足三里的基础上,可以加用少商、耳垂点刺放血,常有立竿见影之效。发热合并肺炎,可以在肺俞穴点刺放血;小儿高热惊厥,可以采用十宣放血来泻热止痉;眼周炎症、目赤肿痛或急性高血压发作,可以采用耳尖点刺放血。就个人经验而言,针灸治疗发热时一般不用电针,电针更适合痛症的治疗。

发热治疗,中药也是不可或缺的。个人体会,用药前必先查血,若血象高,主用清凉解毒之品,如:银黄颗粒、银翘散、板蓝根等;兼有咽痛者,用桔梗、甘草、薄荷、牛蒡;合并腹泻者,可用藿香正气散、葛根芩连汤、凤尾草、马齿苋等品清热利湿,凉血解毒。

此外,除了针灸对症退热,中药辨证论治,还应该完善相关检查,积极寻找病因,这在临床也是很重要的。

2. 昏迷/晕厥/脱证(突发意识障碍)

急性意识障碍是针灸临床急症之一,包括各种原因造成的晕厥与昏迷,以及中医概念中的闭证与脱证。临床急诊处理以醒脑开窍为主,取穴为百会、水沟、神庭、迎香、素髎、内关、风池、风府、足三里、涌泉,采用毫针刺法,再加用耳穴刺激。针灸促醒的目的是改善脑供血,增加脑组织耐缺氧能力,兴奋呼吸中枢,强心、行气,为后续的进一步救治争取时间。临床更为重要的是,针对意识障碍病因的诊断和治疗。

我年轻时在乡镇医院工作一段时间,夏季常有溺水患者,救治时常取穴会阴、水沟、素髎,能刺激兴奋呼吸中枢,从而有促醒的效果。会阴穴的取穴并没有想象中困难,一般侧卧,高膝胸位,可以轻易取到,毫针1寸直刺,可加手法捻转。

此外,在针灸临床诊疗环境中,最常见的晕厥类型是晕针,这个课本上已经讲述了很多,大多是第一次针灸,或体质虚弱,过饥过饱,体位不适,过分紧张等导致。处理方法是立刻起针,让患者躺平,头低脚高位,饮用温水加少量糖果即可。值得一提的是,久病久针的老病人依然有可能发生类似症状,可见于坐位治疗颈椎病的患者,对于一部分伴随项韧带钙化或迷走神经受压型颈椎病的患者,风池穴附近的施针有时可导致严重的眩晕乏力症状,常可持续 1~2 小时,可伴有恶心、腹痛、腹泻等迷走神经兴奋症状。我曾遇到一位 68 岁的女性,起针后坐位风池穴留针时,突发腹胀欲便,由家人扶去洗手间后发作头晕视物旋转,后回诊间平卧,诉胸闷心慌、出冷汗、头晕不能起身,测血压、心率、呼吸正常,既往无糖尿病史,予内关、足三里等针刺,糖果含服。约 2 小时后缓解。

中暑晕厥也在临床多见。当年我在基层,见农民夏季正午去田间打农药,常有中暑病人,满面通红,神志不清,送到卫生所来急救。置患者于阴凉通风处,针灸一般选用上述醒脑开窍配方,效果不错。

另一个需要掌握的是对晕车的处理。出门在外,乘坐大巴时最为常见。可以采用干姜舌下含服预防晕车。若晕车发作,针灸体穴可采用风池、内关、神庭、百会;耳穴压豆选用胃、脾、肝、心、脑、皮质下、缘中、耳中。一般都有良好的效果。

3. 癫痫/癫痫样发作状态

另一类常见的针灸临床急症是昏迷伴抽搐,包括癫痫及癫痫样发作。癫痫典型发作症状包含突发意识障碍、口吐白沫和异常叫声三个特点。我年轻时在基层工作,更多见到的癫痫样发作其实是输液反应和过敏反应。当年因卫生条件所限,基层卫生所提供医疗服务时,常用"三素一汤",即抗生素、维生素、激素配合葡萄糖氯化钠输液治疗。当时输液设备往往是煮沸消毒，又因为输液较多，过敏反应时有发生，最普遍的就是寒战与晕厥。输液反应的救治首先在预防，要严格遵守输液操作和用药要求，特殊药物必须做皮试。对于输液不良反应者，中医综合救治方案包括针灸，配合静推肾上腺素半支，针灸取穴：内关、水沟、素髎、曲池。针对输液反应中的寒战，取穴曲池的同时可以加耳穴中的肾上腺、皮质下、肺、心。对于曾有输液反应的患者，可在下次输液前贴耳压预防，穴位同上。

4. 急性腹泻（含痢疾、疟疾）

急性腹泻也是针灸临床常见的急症，核心症状为腹痛、腹泻、里急后重。针灸取穴：体穴采用大横、中脘、天枢，此外个人有一些腹部的经验穴，如：脐中四边穴（肚脐上下左右各 1 寸）和止泻穴（脐下 2.5 寸）。四肢穴位一般采用曲池、外关、合谷、足三里、上下巨虚和公孙。长强、脾俞、胃俞、大肠俞四穴可以很好地改善里急后重的感觉。其他个人经验是在急性腹泻的治疗过程中，可一日内针灸治疗 2~3 次。针对急性腹泻有效，灸法也是经常采用的，在腹泻早期就可以用神阙隔盐灸和隔姜灸。腹泻三日不愈，可以加用中药白头翁汤。

与急性腹泻相关的疾病还有疟疾，现在城市里少见，我们年轻时在基层多见，可谓常见病，表现为急性恶寒、发热，汗出而解。目前我国已有疟疾特效药，须及时准确运用。在运用抗疟药物的基础上，针灸穴用间使、大椎、陶道、太阳、百会，可以减轻发作当时的痛苦。愈后扶正用足三里、三阴交、公孙，这是治疗疟母症的关键穴位。

5. 呃逆

呃逆分为中枢性呃逆与单纯性呃逆。这个在临床中非常多见，也是病房会诊中经常遇到的问题。呃逆在生活中也是常见的，可因受凉后胃气不和诱发。老百姓对此也常有喝温水、憋气等小妙招对应。在临床中需要我们干预的呃逆,成因往往更复杂,会出现时间较长的持续性呃逆或者频频反复的情况。

对于呃逆,治疗的方法也比较多,常用透刺法,如:上脘透中脘,中脘透下脘,亦可取膻中、气海、天枢、公孙、内关、足三里。其中,足三里和内关是多用穴,足三里还可以采用 2～3 针的合谷刺法或维生素 B_6 穴位注射 $0.5～1$ ml,内关穴亦可用山莨菪碱(654 - 2)双侧穴位注射各 0.5 ml。背部取穴可用膈俞、胃俞、脾俞。灸法治疗呃逆以重灸中脘、胃俞、膈俞为主。耳穴疗法在呃逆治疗中也很常用,主穴为耳中(合谷刺2～3针)、脾(轻刺)、胃(轻刺),3～5 分钟行针一次。

较重的呃逆还可以配合中药治疗,以旋覆代赭石汤为基础方,辨证加以养胃、温胃、降逆、补虚之品。值得一提的是,高血压状态合并呃逆常为脑梗前兆。久病重病出现呃逆多为病情加重、胃气衰败的表现,临床需要多加警惕,必要时中西医结合进一步检查治疗。

6. 便秘(腹痛)

这里将便秘与腹胀腹痛结合起来讨论。首先,便秘有虚、实、气、血的不同。大便不通,正气不安,长久的便秘会影响情绪和机体的功能,严重的甚至可能出现不全肠梗阻的情况,因此,便秘可以参照急症处理。

而腹痛则相对复杂,除了止痛,更重要的是明确诊断。腹痛合并便秘,可能是肠梗阻或肠麻痹,如果不及时明确诊断,仅仅单纯止痛,可能会出现肠破裂甚至休克。绞窄性肠梗阻必须第一时间急诊外科手术介入,曾有病人因自己耽误半天就诊导致肠坏死,手术切除三分之一肠道方保住性命,但留下终身残疾。因此,需要高度重视腹痛。此外,胆结石、胆囊炎、胆结石继发的胰腺炎、泌尿系结石等临床常见病均可以表现为腹痛。需要患者急诊进行相关理化检查方能明确诊断，而中医针灸的治疗，需要在此基础上再行进一步处理，不可漏诊误诊。我曾治一例 75 岁老年女性，症状为数天大便未解，腹胀、腹痛、恶心，腹部见肠型，证属不全性肠梗阻，针灸取穴：天枢、中脘、气海、关元、足三里、支沟，电针用天枢、足三里、支沟。针灸后腹胀症状明显缓解，加以中药，第二天便解自行而愈。治疗便秘的中药方常用承气汤类方，如麻子仁丸。泌尿系结石，针灸除了镇痛，还有较好的排石作用，但个人经验是看结石的部位以及大小，限于 0.5 cm 大小及以下的石头，超过时，需要体外碎石后协助排石，或泌尿外科使用膀胱镜取石等方法。

而对于慢性腹泻、慢性便秘、慢性腹痛这一类属于功能性消化系统疾患的情况，中医针灸极具优势。针刺、艾灸、耳穴、刮痧、拔罐、中药等均有应用的场景。针刺取穴常用中脘、天枢（双侧电针）、气海、大横、足三里（局部双针）、支沟。而舌苔白腻者，艾灸神阙穴疗效甚佳。中药则需要辨证，半夏泻心汤、四磨汤、参苓白术散、柴胡疏肝散、枳实消痞汤、附子理中丸、藿香正气散等均有一定使用机会。

7. 咳喘

咳喘包括咳嗽与哮喘。急性咳喘的总治则是止咳肃降肺气为主，常用的针灸取穴中，体穴包括膻中、天突、孔最、足三里、丰隆、定喘；耳穴采用毫针刺法，取穴气管（区域内用针尖探寻高敏点进针、不限针数）、对屏尖（定喘）、肾上腺（耳屏二尖）；配合头针取穴胸区。中药常用定喘汤加减。

咳喘慢性期的治疗，则要辨证分而治之，所谓"急则治其标，缓则治其本"，从肺脾肾入手调治。常用中药有百合固金丸、人参蛤蚧散、金水六君煎等。

8. 急性尿潴留

急性尿潴留分为梗阻性与非梗阻性两种，急性非梗阻性尿潴留是临床针灸病房会诊的常见症、多发症。多见于各类腹部尤其下腹部术后、产后等住院病人。

我的个人针灸治疗的经验取穴如下，体穴：气海、关元、中极、水道、归来（针尖向下斜刺，使针感朝下）、三阴交（针感朝上）刺激膀胱功能，所谓"气至病所"，再加上膻中、列缺、百会、水沟（人中）的上部穴位起提壶揭盖之用。灸法最常用的穴位是秩边和小腹、少腹部，起温化之用促小便自解。耳穴治疗多用肾、膀胱、肺、三焦、尿道四个穴位，毫针刺。急性尿潴留起病急，治疗频率可以达到一日三次，以期及时尽快解决病人痛苦。

针灸治疗急性尿潴留起效的关键有三点。第一，是病人的心态，对医生的信任；第二，是针刺的针感气化作用；第三，是艾灸的温化作用。此外，慢性尿潴留的患者，尤其是长期导尿患者，可以采取会阴穴的针刺与艾灸的方法，配合灸凳、灸垫、灸桶等辅助，平时内裤外下腹部还可以贴"暖宝宝"增加局部阳气温化的作用，从而通利小便。

9. 妊娠恶阻

妇产科的妊娠恶阻也是常见的急症，在治疗的时候要注意呵护胎气，中药调治法以和胃安胎为主，常用药物有白术、苏梗、竹茹、砂仁、山药、白扁豆等。针灸取穴刺激量要轻，点刺不留针，或可用揿针贴的足三里、内关，毫针轻刺百会。耳穴压豆相对安全，可以使用胃、脾、皮质下、心等。对于妊娠恶阻不追求马上见效，因为孕妇的机体情况不一样，有的病人可能持续 3～6 个月不等，中医治疗后可减轻症状。

10. 产后乳腺炎

产后乳腺炎发病率高,临床非常常见,因为直接影响了产妇的生活质量和婴儿的进食,也是产后急症。在产妇方面,本病先为乳胀、乳痛,逐渐产生乳块,发炎、化脓。本病治疗首先是通乳,针灸穴位采用膻中、天宗、肩井、少泽、足三里;耳穴可以采用乳腺(对耳轮、胸、胸椎区内寻找敏感点)、胃、肝、内分泌等。中药方有下乳涌泉散、逍遥丸等,亦可使用小柴胡汤+小陷胸汤(半夏换浙贝以不影响哺乳),对症加减药物可选用:通草、白术、山药、橘叶、王不留行等。结块处可用芒硝外敷(以纱布包裹)。

11. 麻疹

麻疹是小儿常见的急性传染病,现在少见,我曾在基层农村诊疗麻疹病例比较多。麻疹的病程中,有三大治疗要点需要注意。第一是疹要发透;第二是保护皮肤;第三是防治并发症,尤其是呼吸道肠道并发症最为多见。麻疹发透的标准是指缝见疹。中药多选用清宣解毒,兼顾脾胃之品,如浮萍、荆芥、薄荷、银花、葛根、甘草等辛凉解肌,少用苦寒,健脾护胃;针灸取穴用膻中、肺俞、大椎、风池、曲池、合谷、列缺、足三里。耳穴:肺、气管、咽喉、皮质下、脾、胃、三焦等。病程中注意多饮水,多休息,通风不受凉,讲究卫生。

12. 小儿腹泻

小儿腹泻在临床很多见,急性腹泻常见于轮状病毒、诸如病毒等病毒性肠炎,或细菌性痢疾。慢性腹泻多由于儿童消化系统发育不成熟,胃酸和消化酶分泌较少,容易发生食物不耐受。中医认为小儿脾胃常不足,或后天喂养不当而致损伤。

小儿腹泻中医针灸治疗效果很好,主要疗法是腹部的针灸,尤其是艾灸天枢、关元、中脘,灸神阙,还有曲池、外关、合谷、足三里、阴陵泉等穴,可快针不留针。再配合小儿推拿,以肚脐为圆心,顺时针揉按按摩,从背部沿膀胱经由上而下的顺经按摩,有时候加用四缝点刺亦有意义。中药治疗:焦白术、怀山药、陈皮、炙鸡内金、神曲、石榴皮等,煎服或打粉和匀送服。

13. 小儿遗尿

小儿遗尿的治疗方法类似尿潴留,大多可见效,但也有因先天性脊柱裂等造成的顽固性遗尿,往往效果不佳。常用取穴:关元、中极、曲骨、足三里、三阴交、阴陵泉、太溪、肾俞、膀胱俞、次髎;针对睡得太沉而遗尿的孩子可以加用百会、四神聪、神庭、风池等以调神醒脑。中药一般采用缩泉丸、六味地黄丸、肾气丸等加减。

14. 癌性疼痛

针灸镇痛以有效、安全著称,目前已经有大量研究证据证明。韩济生院士在这方面做了大量工作,也得到全世界的认可。常见的疼痛,针灸有较好疗效,而癌症的疼痛,我们在临床实践中发现针灸不仅可以有缓解或减轻疼痛的作用,还在调理体质、改善患者生存质量方面发挥重要,并且安全性很高。体针、头针、耳针、腕踝针等均有一定的使用机会。当然治疗方面还是有一些注意事项。首先,我们要和患者及家属做好沟通,肿瘤患者都存在一定的心理创伤或不适,对于中医针灸,需要有合理的认知和预期,我甚至遇到过患者认为针灸加速了其肿瘤的转移。因此,在患者及家属同意配合、认可的基础上再考虑治疗方案,切记不可大包大揽。其次,尽量不刺激肿瘤的原发部位,时至今日,在某些教材上,肿瘤依然是针灸的禁忌证。所以我们尽量不刺激局部,尽量远端取穴,耳穴的针刺、压丸、埋针均可运用。这既是为了保护患者也是保护我们自己。最后,需要认识到,针灸不是万能的,我也一直在思考,针灸镇痛的边界在哪里。无需妄自菲薄,亦不可妄自尊大。客观而言,我认为针灸镇痛的最佳效果在针刺后半小时至一小时左右,其后疗效会衰减。如果需要针灸控制疼痛,至少需要隔天治疗一次。并且,配合西医的镇痛治疗也是必须的。

第十节　新冠及后遗症

新冠是一个时代的印记,从 2019 年 12 月武汉暴发开始,到 2020 年 1 月 30 日世界卫生组织(WHO)发布最高级别警报,再到全球蔓延,直至 2023 年 5 月,WHO 宣布新冠疫情不再构成"国际关注的突发公共卫生事件",而画下句号。三年来,全球经历由"阿尔法""德尔塔""奥密克戎"等变异毒株引发的多轮疫情高峰。世卫组织数据显示,全球累计报告确诊病例逾 7.6 亿,死亡病例超过 690 万。

持续三年多的疫情,改变了一个时代很多人的生活乃至命运。作为中医临床医生,我们也在其中做出了自己卓有成效的贡献。或许成书多年后,这个病已然销声匿迹,但不论作为时代的记录,还是中医诊疗传染病经验的记录与分享,这一章节的探讨都是极有必要的。

1. 新冠概况

新冠,世界卫生组织(WHO)规范称为 2019 冠状病毒(COVID-19)病,是由一种名为严重急性呼吸综合征冠状病毒 2 的冠状病毒引起的疾病。病毒在传播过程中不断发生突变,是病毒本身的一种自然属性,尤其是像 COVID-19 这样的 RNA 病毒,更容易发生基因突变。数据显示,全球范围内新冠病毒变异毒株已经发现超 1 000 种,值得关注的新冠病毒变异株有五种:Alpha、Beta、Gamma、Delta、Omicron。

新冠的常见症状是：

- 发热
- 恶寒
- 咽痛

其他还可见到：

- 肌肉痛
- 严重疲劳或疲倦
- 流鼻涕或鼻塞，或打喷嚏
- 头痛
- 眼睛酸痛
- 头晕
- 新发和持续咳嗽
- 胸闷或胸痛
- 呼吸急促
- 声音嘶哑
- 肢体沉重
- 麻木/刺痛
- 恶心、呕吐、腹痛或腹泻
- 食欲不振
- 味觉或嗅觉丧失或发生变化
- 睡眠困难

如果一旦出现以下症状，提示可能是危重型，需要及时急诊就医：

- 呼吸困难，特别是在休息时，或无法说出完整的句子
- 意识模糊

- 嗜睡或意识丧失
- 胸部持续疼痛或有压迫感
- 皮肤冰冷或湿冷，或皮肤发白或发青
- 丧失言语或行动能力

已有基础疾病的人在感染 COVID‑19 时面临更高的风险，包括但不限于：服用免疫抑制剂药物的人；慢性心脏病、肺病、肝病或风湿病患者；艾滋病、糖尿病、癌症或阿尔兹海默病患者。

新冠的预防主要依靠疫苗。设计疫苗主要有三种方法，它们之间的区别在于，是使用整个病毒或细菌，还是仅使用触发免疫系统的微生物组成部分，或者仅仅使用提供制造特定蛋白质指令的遗传材料而不是整个病毒。由此分为：灭活疫苗、减毒活疫苗、病毒载体疫苗。

治疗方面，西医目前的方案如下：

- 对于非重症 COVID‑19：奈玛特韦‑利托那韦、莫努匹拉韦、瑞德西韦。
- 对于重症 COVID‑19：皮质类固醇（包括地塞米松）、IL‑6 受体阻滞剂（托珠单抗或沙利尤单抗）、巴瑞替尼、瑞德西韦。

除了这些药物之外，重症患者吸氧也是最常用和全球使用的重要治疗方法之一。抗生素对新冠病毒无效。WHO 提示不应将抗生素作为预防或治疗 COVID‑19 的手段。

后遗症方面，大多数感染 COVID‑19 的人都会完全康复，但现有证据表明，10%～20% 的人会出现 COVID‑19 后遗症，也被称为"COVID 长期症状"。这些症状可能自最初发病起持续存在，也可能在康复后出现。症状可能会随着时间的推移而出现、消失或复发。COVID‑19 后遗症的最常见症状包括：

- 疲劳

- 呼吸急促或呼吸困难

- 记忆力、注意力或睡眠问题

- 持续咳嗽

- 胸痛

- 说话困难

- 肌肉痛

- 嗅觉或味觉丧失

- 抑郁或焦虑

- 发热

2. 中医诊疗

中医自诞生之始,就在与传染病做斗争,积累了丰富的诊疗经验。不夸张地说,一部中国医学史,从某种意义而言,就是中国古代医家与传染病相斗争的历史。

我们认识传染病的历史悠久,《周礼·天官》即有论述:"四时皆有疠疾,春时有痟首疾,夏时有痒疥疾,秋时有疟寒疾,冬时有漱上气疾"。《素问·六元正纪大论》曰:"瘟疠大行,远近咸若"。《素问·刺法论》曰:"五疫之至,皆相染易,无问大小,病状相似",不仅提出了"瘟疠""五疫"等病名,还强调其"传染"的特性。东汉末年,战乱伴随传染病流行,"建安纪元以来,犹未十稔,其死亡者,三分有二",仲景"勤求古训,博采众方"而作中医临床不朽巨著《伤寒杂病论》。明清时期,江浙多瘟疫,随着中医对传染病的认识及实践更加丰富,诞生了温病学派,以吴又可、叶天士、吴鞠通为代表的众多医家,留下了《温疫论》《温病条辨》《临证指南医案》等传世之作,把中医对传染病的诊疗推上的一个新的高峰。

当代,中医在应对传染病方面也是战果丰硕。2002年末,一种世界首次发现的烈性传染病突袭广东,这种疫病后来被定名为"非典型性肺炎",英文简称"SARS",病死率非常高。当时87岁高龄的邓铁涛教授站出来勇敢而自信地说,SARS是温病的一种,而中医治疗温病历史悠久,用中医药可以治好SARS。临危受命,"非典"期间邓铁涛被任命为中医专家组组长。在他的努力下,当时他所在的广州中医药大学第一附属医院共收治了73例SARS病人,取得病人零死亡,医护人员零感染,病人零转院的"三个零"的优异成绩。

上述这些丰富经验,给了我们中医人底气,在2019年年末突发新冠疫情的第一时间,我们就投入了抗击疫情的工作中。

（1）预防

2020年初,在疫情刚发生的阶段,我们即积极部署全院职工的预防,讨论制作出防疫香囊全院分发。我院承担了第一批援助武汉的医疗任务,在接到国务院要求支援武汉通知后,迅速响应、连夜集结,次日中午,由208人组成的援武汉重症医疗队立刻出发,驰援武汉。在短短两小时内,整建制接管武汉市第一医院重症监护病区,并将61张床位全部收满,实现"落地即接管";在连续奋战35天、圆满完成救治任务后,又转战武汉市金银潭医院并陆续接管该院三个重症病区全部危重症患者。在医疗队出发之前,我们也是第一时间集结资源,自费给每位队员配备了中医的抗疫香囊。

香囊处方如下：

薄荷 10 g	荆芥 10 g	白芷 15 g	丁香 15 g
藿香 15 g	石菖蒲 30 g	干艾叶 15 g	佩兰 12 g
冰片 10 g	草果 10 g	豆蔻 10 g	山柰 30 g
砂仁 6 g			

香囊使用方法：

- 佩戴香囊 1 个，每日嗅闻数十次。
- 白天挂在胸前，晚间置于床边。
- 车里、家里、办公室、书包亦可长期存放。

注意事项：

- 香囊的气味一般维持 10～14 天，如药味消失建议更换。
- 注意防水、防潮，保持香囊干燥。
- 避免小儿将香囊入口吞食。
- 新生儿及孕妇禁止佩戴。
- 过敏性体质者（有药物或食物、花粉过敏史），伴心、肝、肾功能不全者禁用。

我国自古以来就有佩带中药香囊预防疾病的做法，春秋战国时期就有佩戴芳香性植物以预防疫疠或治疗疾病的记载，如《山海经·西山经》中"薰草，佩之可以已疬"。唐代的《千金要方》载有"绛囊"，称其能"避疫气""令人不染"。香囊有醒脑开窍、芳香化浊、行气健胃、避瘟除秽等功效。现代研究认为散发中草药的浓郁香味，其中的挥发油类成分通过呼吸道进入人体，能够兴奋神经系统，刺激鼻黏膜，使鼻黏膜上的抗体——分泌型免疫球蛋白含量提高，刺激机体免疫系统，促进抗体的生成，提高身体的抗病能力。

此外，我们还使用中药汤剂进行预防。但是我们认为，预防亦需要辨证论治，没有单一处方可以进行预防，这是一个调整人体气血阴阳偏颇的过程，绝不是各种清热解毒中药、所谓"抗病毒中药"、补气补血中药的堆砌。我个人反对用某某防疫方全民"大水漫灌"式地预防，这是一种不负责任的行为，也是对中药资源的严重浪费，甚至有可能犯"虚虚实实"的错误，给健康人群带来不必要的风险。

（2）治疗

2020年疫情伊始，虽然我院中医没有接到亲临抗疫一线的任务，但我们也在积极搜集前线相关诊疗信息。诸如武汉的中医采用的微量苯酚（1 ml苯酚加入100 ml生理盐水），在双侧扶突穴、天突穴和大椎穴进行穴位注射治疗新冠的报道，我们也在第一时间关注并讨论安全性及可行性。当疫情蔓延至全球后，团队也于第一时间参与了全球远程救治，在网络平台远程对欧洲当地华人进行诊疗。同时对于各地各组织的中医诊疗方法、国家陆续发布的《新型冠状病毒肺炎诊疗方案》共十版，进行学习和探讨，并为大学、中小学进行线上宣教中医防治，这也为其后我们亲身经历疫情、治疗疫情打下了坚实的基础。

2022年12月，随着疫情封控的解除，全国出现新冠的集中感染，我们作为临床一线，医护人员在第一时间经受了自己感染新冠，同时迎接第一波新冠感染患者的双重压力。在这一情况下，我们果断在第一时间使用中医药介入治疗，在我们自己、本院医护人员、亲友、患者身上取得相当好的疗效。记录如下：

首先是急性期中医药诊疗方案。急性期主要的诊疗目的是三条：缓解症状、加快转阴、防止并发症（病毒性肺炎）。在当时我们很快发现，主要的症状是

- 咽痛：患者主诉咽喉如刀片割伤疼痛，俗称"刀片嗓"。
- 身痛：患者主诉全身酸痛、后背酸痛。
- 发热：热度不一，从37～40℃，低热、高热均有出现。
- 乏力。
- 鼻塞。
- 咳嗽：感染3天左右开始出现，一般持续1～2周。

在当时医疗资源紧缺,大量患者缺少药品的紧急情况下,为了方便诊疗和便于普及,安抚患者焦虑情绪。我们简化了诊疗方案,第一时间在微信公众号媒体发布新冠急性期的中医诊疗方案。该方案以咽痛与否作为辨证的判断标准,制定方案如下:

- 咽痛:银翘散加减

芦根 120 g	忍冬藤 30 g	淡竹叶 10 g	荆芥 10 g
牛蒡子 10 g	淡豆豉 10 g	薄荷 6 g(后下)	生甘草 10 g
桔梗 6 g	玄参 10 g	马勃 6 g(包煎)	

按:本方选用银翘散加减,重用芦根 120 g 以退热,原方中银翘散为散剂,以"鲜苇根汤煎,香气大出",未言明芦根剂量。现临床以芦根干品代之,我们试验发现 100 g 以下芦根无法煎出"香气大出",退热效果也较差,故用量较大。金银花本方以忍冬藤代之,古之用藤不用花,如《本草正义》云:"忍冬……今人多用其花,实则花性轻扬,力量甚薄,不如枝蔓之气味俱厚。古人只称忍冬,不言为花,则并不用花入药,自可于言外得之。观《纲目》所附诸方,尚是藤叶为多,更是明证。"且如今两者价格相差 20 余倍之多,用藤亦可减轻患者经济负担。玄参之用,以我们认为银翘散本身即有玄参,由《温病条辨》上焦篇第十六条"银翘散去豆豉加细生地丹皮大青叶倍元参"一方可见,银翘散当含玄参。加马勃,取《温病条辨》上焦篇第四十五条银翘马勃散之意,原文用治湿温喉阻咽痛。去连翘,以连翘苦寒,本方整体偏凉,过用苦寒,恐伤患者中焦脾胃,整体方子口感亦会偏苦。新冠期间,因为高热消耗,患者需要补充大量营养,且患者发热,本身脾胃即偏虚弱,而用药若更伤及脾胃,则会大大影响患者预后。这是我们去连翘的初衷。而对于患者脾胃固护的重要性,也在其后的变证病毒性肺炎中得到的印证。

大部分患者反映本方疗效非常好，一般 2～3 副新冠诸证会明显缓解，发热减轻，咽痛消失，一般服用 5 副左右即可逐渐减量。极少部分患者反映有腹泻的情况，考虑还是本方整体偏寒凉，脾胃素虚寒者可能不耐受，可换用小柴胡汤或柴葛解肌汤。

对于咽痛不缓解的患者，我们建议患者吃猪肉皮冻；桔梗 6 g、生甘草 10 g 煮水代茶饮；严重者，法半夏 10 g、鸡蛋壳（带内膜）2 个、米醋水各半，煮半小时，含服频服，可有效缓解咽痛症状，疗效确切。方法出自《伤寒论》少阴咽痛方：猪肤汤、桔梗汤、苦酒汤。

中医外治法方面，我们采用少商、耳尖、耳垂咽喉区点刺放血，放血量视出血颜色及患者体质，1～2 ml 左右为宜。

• 咽不痛、身痛：小青龙汤（后迭代为葛根汤、桂枝加葛根汤）

小青龙汤：

| 炙麻黄 9 g | 桂枝 9 g | 干姜 9 g | 细辛 9 g |
| 炒白芍 9 g | 炙甘草 9 g | 法半夏 9 g | 五味子 9 g |

葛根汤：

| 葛根 60 g（先煎） | 炙麻黄 15 g（先煎） | | 桂枝 10 g |
| 炒白芍 10 g | 炙甘草 10 g | 生姜 10 g | 大枣 10 g |

桂枝加葛根汤：

| 葛根 60 g（先煎） | 桂枝 10 g | 炒白芍 10 g | 炙甘草 10 g |
| 生姜 10 g | 大枣 10 g | | |

按：上述三方基础均为咽喉不痛，其中，小青龙汤更适用于鼻流清涕者；葛根汤适用于肩部颈项部后背酸痛，且体质壮实，不出汗者；桂枝加葛根汤适用于肩部颈项部后背酸痛，且体质偏弱，出汗者。时值 2022 年 12 月，突然出现的大面积阳性患者，医院医疗资源面临挤兑，大量患者缺医少药处于严重焦虑的状态，故我们把方案以录制视

频的形式在网络传播,让患者不用来医院,自行备药抓药服用,反响良好,单个视频点击量 33 万,转发量 18 万。而 1.0 版本的小青龙汤中,麻桂细辛这类"虎狼之药"较多,患者使用指征掌握不严格,容易出现不良反应。随后我们很快更新了 2.0 版本的视频,把小青龙汤置换为葛根汤,后考虑到很多患者都是服用西药退烧药的同时服用中药,且考虑到麻黄的安全性问题,最终选择了更稳妥的桂枝加葛根汤。这也是非常时期的非常选择。小青龙汤对于早期鼻塞流清涕,葛根汤和桂枝加葛根汤对于身痛的疗效,都是立竿见影,有患者甚至服用一次,半副即效。

对于这类患者,中医外治法我们采用肩背部的刮痧拔罐,但治疗前需要诊脉,根据患者脉象沉取是否有力,决定可否刮痧拔罐、刺激量大小。许多新冠患者会有很严重的乏力情况,如果脉象虚浮沉取无力,切不可施治。

- 咳嗽:败毒散(后迭代为射干麻黄汤合千金苇茎汤、泻白散、葶苈大枣泻肺汤加减)

败毒散:

党参 10 g	太子参 10 g	生甘草 10 g	茯苓 10 g
川芎 10 g	羌活 6 g	独活 6 g	柴胡 6 g
前胡 6 g	枳实 6 g	桔梗 6 g	薄荷 3g

射干麻黄汤合千金苇茎汤、泻白散、葶苈大枣泻肺汤加减:

射干 15 g	炙麻黄 10 g	紫菀 15 g	款冬花 15 g
干姜 6 g	细辛 6 g	五味子 6 g	姜半夏 9 g
芦根 60 g	桃仁 10 g	冬瓜子 30 g	生薏仁 30 g
桑白皮 10 g	地骨皮 10 g	葶苈子 30 g	

按:对于咳嗽的治疗,我们开始是作为新冠的次要症状进行处理

的,然而,随着在我院相继发现的病毒性肺炎的案例,我们惊讶地发现,之前传染病专家所言奥密克戎不会侵犯下呼吸道是完全错误的,随着全院各科都开始收治病毒性肺炎,我们也立刻调整方案,积极预防并参与全院病毒性肺炎的救治。这也就是迭代为第二张多方剂合方的原因。所谓"温邪上受,首先犯肺,逆传心包",一旦 CT 出现斑片状阴影,或新冠初期热退后又开始发热,需要立刻服用本方,可以加速肺部炎症吸收,改善预后。

此阶段我们已深入我院病房,与西医同仁通力合作,拯救患者,除了中药,对于需要的患者,我们也到床边给患者针灸。对于病毒性肺炎的患者,选穴主要还是以足三里、三阴交、中脘、气海、太渊、孔最、百会等为主。我们在临床发现,胃纳香的患者,不论恢复时间还是死亡率,均优于纳差不思饮食的患者,因此着力注意对脾胃功能的顾护。

其次,我们来谈谈新冠后遗症的中医药诊疗方案。随着首批新冠的痊愈,我们意外地开始接诊越来越多新冠相关后遗症的患者,在 2023 年的第一季度,相关疾病的诊疗量达到峰值。直到写下这个章节的 2023 年 6 月,依然有各种后遗症的患者前来就诊。

- 咳嗽:咳嗽是新冠感染后最早期、最常见的症状之一。咳嗽症状背后的病情轻重不一,不可掉以轻心。需要 CT 排除病毒性肺炎。中药治疗可选用小青龙汤、小柴胡汤、射干麻黄汤、败毒散过敏煎等加减。配合针灸孔最、膻中、太渊、足三里、三阴交、丰隆等。

- 身痛:后背疼痛是新冠后常见的症状之一。中药可选取:葛根汤、桂枝加葛根汤。配合针灸及后背刮痧拔罐。

- 疲劳乏力:疲劳乏力是新冠病毒感染后的常见症状之一。年轻人较易恢复,平素体质较弱的女性、中老年人容易持续较久。可用西洋参含服,每日 5～10 片;丹参、红景天泡茶,每日各 10～15 g。中药可选择:竹叶石膏汤、补中益气汤、生脉饮、桂附地黄丸等。配合针灸或艾灸。

- 胸闷心悸:一旦出现胸闷、心悸、气短,需要居家监测心率、血压、血氧饱和度等,如果有相关异常需要及时就医,我们在临床遇到很多心肌损伤的患者。中药可选用:丹参饮合瓜蒌薤白白酒汤加减。配合针灸。
- 失眠焦虑:情绪会对身体产生影响。焦虑、紧张等不良情绪可能会引发失眠等问题,从而进一步延缓身体的恢复。中药可选取:酸枣仁汤、甘麦大枣汤、柴胡加龙骨牡蛎汤。配合体针、耳针、头针结合,安神定志。
- 嗅觉丧失:嗅觉丧失也是新冠常见的后遗症。多数可在 1 个月内自行痊愈。部分患者会迁延难愈。药以补益中上焦出入,方用:六君子汤、补中益气汤等,配合针灸风池、迎香、上迎香、足三里、三阴交、肺俞、大椎,或耳、体针结合。

3. 总结

我们对疾病的认识还在日新月异地更新,对新冠的认识也是。我们目前认为,新冠对人体的损伤,是个全身多靶点、多系统、多脏器的损伤,很多患者会表现出既往旧疾、基础病的全面加重。因此如何应对,涉及各个科室,需要协同努力。

而中医的智慧在于,疾病是千变万化的,而人体是相对稳定的,中医所说"正气存内,邪不可干"依然可以在这里发挥作用,纵然瘟疫"皆相染易,无问大小,病状相似",但感染之后的预后千差万别,有无症状感染者,亦有感染而病逝,去世者中也不乏年轻人,此为正气之作用。

此外,中医也教导我们"虚邪贼风,避之有时",教导我们要顺应身体的节奏,如果不顺应,会有各种不良预后,劳复者大有人在。在新冠中,我们也是亲见了无数的相关病例,刚转阴立刻去熬夜工作、剧烈运动,轻则病毒性心肌炎,重则猝死。而早在两千多年前,《伤寒论》就告诉我们"劳复"的证治,《温疫论》亦有云:"疫邪已退,脉证俱平,但元气未复,或因梳洗沐浴,或因多言妄动,遂致发热,前证复起,惟脉不沉实为辨,此为劳复。"如何治疗?"伤寒解后,虚羸少气,气逆欲吐者,竹叶石膏汤主之",这也是为什么我建议把竹叶石膏汤作为新冠恢复后的常规调理处方的原因,哪怕没有特殊不适,服用两周,去给和病毒搏斗之后的机体,做一些修复和补充,这样也可以避免或减轻"长新冠"的症状,加速康复。

现在是 2023 年 6 月,我们正在经历新冠第二轮感染,我们积累的经验也许还不够充分,挂一漏万,写下的我们的经验体会,希望可以给各位读者抛砖引玉。

第十一节　皮肤病

皮肤病在中医针灸临床比较常见,患者往往经多次治疗而反复不愈,辗转而来要求中医针灸介入治疗。中医在治疗皮肤病方面具有一定优势。中医的整体观在皮肤病的治疗上体现得淋漓尽致,所谓"见皮休治皮",皮肤病的发作部位虽在皮肤,但根本原因却是脏腑阴阳气血失衡。治疗方法需要注意局部与整体的关系,强调根据新病、久病、年龄、体质、标本缓急的不同,以及皮肤表面的变化而分阶段论治。下面我从个人临床角度出发,谈谈皮肤病中医针灸治疗的体会。

1. 中药治疗

现代中医皮肤病学的创始人赵炳南在《简明中医皮肤病学》中认为："皮肤病的病因分为内因和外因,其内因有:七情、饮食不节、劳倦过度、体内脏腑功能失调;外因主要有:六淫致病、疫疠、触犯禁忌等方面,此外金、刀、虫、兽所伤,水火烫伤等均为外因"。治疗方法分内治法和外治法。外治法有水剂洗方、湿敷、涂擦、浸浴、粉剂、酊剂、针灸等,内治法有十大治则:疏风解表止痒、养血润燥止痒法、清凉泻火法、活血内消法、温经散寒法、健脾燥湿法、清热解毒法、补益肝肾法、疏肝理气和调法、调和阴阳补益扶正法。强调整体辨证观,内外统一观。

我在临床治疗皮肤病时,首先,是要明确诊断,不能明确的时候,可以先对症治疗,再与皮肤科专家反复会诊研讨。如果是局限性皮肤问题,可主要选择局部处理,中药外洗,中西药涂抹。若全身症状较明显时,则考虑中药内服,四诊合参的基础上,辨证用药,适当选用祛风止痒类药物,如麻黄、荆芥、防风、桑叶、浮萍、蝉衣、白鲜皮、白蒺藜、秦艽、豨莶草、苦参、天仙藤、全蝎等。皮肤病与汗有关,《伤寒论》有云"以其不能得小汗出,身必痒",风邪客于腠理不散,郁遏不得汗出,或郁而化火,伏于皮下,发为痒疹诸患,麻黄可发越郁热,透散邪毒,则邪去痒止,久病亦可愈。此外,还可加一些入血分的中药,所谓"治风先治血,血行风自灭",如丹参、丹皮、当归、川芎、赤芍、白芍、首乌藤、生地、熟地等。辨证得当,中药合理,常获良效。

2. 针灸治疗

(1) 局灶皮损,近治为先

局部皮损的位置是治疗的目标,临床需针对不同的病损特点,选用不同的针具和刺灸方法。皮肤上出现的各种瘢痕、白斑、湿疹、红疹、黄褐斑、皮癣、色素沉着等，均可局部针刺或围刺，以宣通元气，有助于祛除其病症。面部痤疮，可以用毫针点刺、围针、毫火针点刺，鲜马齿苋挤汁外涂。头部斑秃，可用毫针围刺或皮肤针叩刺，微出血后艾条温和灸，鲜生姜汁涂擦。神经性皮炎，可用皮肤针叩刺微出血后艾灸，或皮损周围围刺。湿疹局部可用毫火针密刺后艾条温和灸。带状疱疹早期可以鲜凤尾草汁外用涂擦，也可使用雄黄、冰片、青黛、枯矾等分，清水或阿昔洛韦软膏调敷患部，另外可以用毫针围刺，艾条温和灸。若是躯干部的带状疱疹，可以予病位相对应的夹脊穴针刺。皮癣、湿疹局部可以艾条温和灸，或者隔蒜艾炷灸。耳穴疗法也可配合使用，如肺、皮质下、肾上腺、皮损对应的部位及耳穴放血。然而，病变所在，局部腧穴近取之，宣泄病邪，以达到改善局部气血运行，促进病灶组织的新陈代谢，增强组织的自我修复能力的作用。

（2）整体调节，祛邪扶正

《灵枢·本脏篇》："卫气者，所以温分肉，充皮肤，肥腠理，司开阖者也……""卫气和，则皮肤调柔，腠理致密矣"。皮肤是人体最外层屏障，毫毛及汗孔附着其上，皮肤的颜色及质地更是反映出内在脏腑经络的情况。故全身脏腑功能失调、气血不和是皮肤病的内在因素，临床治疗时，应注意内在五脏六腑十二经脉的气血津液调理，除了局部皮损处理，更应加强整体辨证选穴施术。如带状疱疹是由病毒引起的急性炎症性神经性皮肤病，针灸除直接取皮损部位治疗以镇痛通络、清消肿毒外，还需按体质、经络循经整体调理气血，取合谷、外关、曲池、阳陵泉、太冲、足临泣、华佗夹脊为主，配支沟、足三里、肺俞、肝俞等，从而综合提高机体免疫力，达到抗炎抗感染和促进神经修复的疗效。

耳穴中，肺、心、肝、脾、肾、三焦等、皮质下、肾上腺、风溪、内分泌等具有明显的抗炎抗过敏、整体调节的作用，在临床运用时，往往以耳穴探查压痛点、良导点为刺激首选,左右耳各穴均可以针刺、埋针、压丸交替轮番使用。

（3）刺络放血,邪去正安

刺络放血是运用特制的针具刺破人体的一定穴位或浅表血络,放出少量血液或淋巴液,以调整阴阳,调和气血,宣发肤孔的一种中医特色疗法。

最常用放血的体穴是大椎,大椎放血有一定泻热作用,可以治疗头面部皮肤病,如带状疱疹、痤疮、荨麻疹等。其他可以放血的穴位还有:尺泽、曲泽、曲池、外关、少商、委中、足三里、血海、肺俞、膈俞等。放血可以促进人体新陈代谢、改善过敏反应、调节人体免疫功能的作用。耳穴也可以进行放血,如耳尖、耳背静脉、风溪、肺区、肾上腺、皮质下等耳穴均可进行放血。耳穴放血有泻热祛风止痒的作用,在皮肤病中应用也较为广泛。

（4）心身同治,调肝宁神

《内经》"诸痛痒疮皆属于心",心主神明,肝主疏泄。皮肤病不管是急性期还是迁延性的慢性难治期,均严重影响人的情志,导致心神不宁,患者常伴有心烦、急躁、焦虑、睡眠障碍等症状,这会进一步导致脏腑功能失调。在治疗过程中,我们均应导神舒心清心,诱导患者入静,在治疗中诱导循经感传,提高针灸疗效,另外选用调神之腧穴,如百会、四神聪、风池、神庭、印堂、迎香、大陵、劳宫、神门、心俞、肝俞。同时,虽肺主皮毛,但同时也应考虑肺与大肠相表里的关系,胃肠通调,则心神亦安。可适当选用中脘、天枢、内关、公孙、足三里、脾俞、胃俞等穴,心神调畅,气血顺畅,则皮肤病可愈。

3. 常见皮肤病治疗

荨麻疹临床最常见的皮肤病,是多种原因所致的全身性变态反应性疾病,与机体免疫失调有关,运用针灸四肢躯干部穴位可以提高人体免疫力,补正气,以驱邪外出而消疹,多选择督脉,如大椎、神道透至阳、腰阳关等,以通阳脉之海,达通调一身气血阴阳之功效,调整机体免疫力。此外,所谓"治风先治血,血行风自灭",可选血海、膈俞以调血祛风。此外,还可取风池、曲池、足三里、内关、外关、合谷清阳明热,通络活络,使三焦气血通畅以驱邪外出。耳穴脾、肺、神门可调营血,健脾胃,定神志;神阙拔罐具温阳健运脾胃之功。以上综合治疗,可刺激神经、血管、淋巴管、肌肉等,调整新陈代谢,达到祛风止痒的效果。

神经性皮炎可采用皮肤针叩刺皮损区、局部围刺、艾灸,亦可全身辨证取穴,如曲池、血海、大椎、足三里、合谷、三阴交、百会、神庭等。

黄褐斑的综合调治可取耳穴:内分泌、皮质下、肾上腺、肝、脾、肺、肾、面颊;更年期加用内生殖器、卵巢。体穴选风池、大椎、曲池、列缺、外关、合谷、足三里、三阴交、太溪、太冲。

银屑病可以局部皮肤叩刺后以艾条灸,而整体调整以祛风止痒、清热凉血、利湿健脾、益肾宁心为大法,耳穴疗法根据耳廓上的反应点及相应部位,另取神门、肝、胆、心、肺、脾、肾、内分泌、皮质下,针刺、耳贴交替运用。体针可取大椎、风池、曲池、血海、三阴交、膈俞。

瘙痒在皮肤科很常见,而无原发性皮肤损害而以瘙痒为主的皮肤病临床相对比较复杂。全身泛发的瘙痒症常与某些系统性疾病相关,如糖尿病、肝胆疾患、肾脏疾患、内脏癌瘤、血液病及某些代谢性疾病等。局限性瘙痒症常与蛲虫、痔疮、白带、多汗等有关。属风燥血热或血虚肝旺、肌肤失养者,取风池、曲池、合谷、足三里、血海、风市、阴陵泉、三阴交等。血海配曲池可以调和营卫,调节机体免疫力。属湿热内蕴,可局部皮肤针叩刺或点刺放血,艾条灸之,使之清利湿热,宁神止痒。

扁平疣为外感风热之邪与气血相搏,郁于肌表,发于皮肤。耳穴疗法效果佳。常用肺、神门、内分泌、皮质下、肾上腺、风溪及额、颞、面颊区耳压。肺合于皮毛,主治皮肤病;皮质下有调节大脑皮质的兴奋或者抑制作用,可以消炎止痒;内分泌、风溪有较好的抗过敏作用;肾上腺提高血流量,调节机体免疫力;面颊或额区疏通局部经气。此外还可选用体穴曲池、合谷、列缺、风池、足三里、太冲、大骨空,共奏祛风清疣之功。

白癜风是一种后天色素脱失的皮肤病,较为难治。一般以局限性、早期者治疗效佳。本病多因脏腑功能失调,风邪客于腠理,搏于皮肤,以致气滞血瘀,皮肤失养。体针常用风池、血海、曲池、尺泽、太渊、鱼际、三阴交、肺俞等,局部围针或点刺。皮肤针叩刺后涂以补骨脂浸液后,艾条温和灸。

痤疮临床亦较为多见,耳穴疗法效果佳。可用耳针、耳压、放血等。具体耳穴:内分泌、皮质下可以调节机体内分泌功能,减少皮脂分泌旺盛;心配神门清热泻火;肺宣散肺经郁热。本病发于阳明经循行部位者,取脾、胃、大肠,清阳明经湿热,消脂去痘。女性病人选内生殖器、皮质下(卵巢)调理冲任;面颊、额区祛除局部郁热,促进痤疮消失。体穴可选肺俞、心俞、胃俞、大肠俞、风池、大椎、曲池、外关、列缺、合谷、足三里、内庭、太冲、行间等,配合面部局部取穴,可调节脂质代谢,标本兼治,祛风清热消痤。

湿疹是由多种内外因素引起的浅层真皮及表皮炎,其病因复杂,与变态反应有一定的关系,中医称为"湿毒疮",本病可发于任何年龄,可泛发于身体的任何部位,亦可局限于某一处,临床分为急性湿疹、亚急性湿疹、慢性湿疹。急性湿疹重在祛湿,健脾化湿解毒,故用曲池、外关、合谷、风池、血海、委中、脾俞、三焦俞等穴调整脾胃功能,清热化湿。慢性湿疹宜养血祛风、扶正泄毒、利湿荣肤,可用膈俞、肺俞、肝俞、风市、足三里、三阴交、公孙、太冲等。本病可采用多种针灸方法相结合治疗，如针刺与艾灸，结合耳穴疗法，皮肤针叩刺等，可提高疗效。对于急性发作者，一般经治疗数次后可止痒，使皮疹减少，渗出部位结痂脱屑。对亚急性或慢性湿疹病人，往往需要经过多个疗程的治疗，甚至中西医结合，内外兼治。

另外，对于慢性久治不愈的皮肤病如湿疹、特异性皮炎、皮肤过敏反应等，在常规取穴和用药的基础上，可配合膀胱经刮痧综合疗法，以提高有效率。

4. 外用验方

首乌藤 100 g、桂圆壳 50 g，煎水外洗，一日 1～2 次，可治多种皮肤病如荨麻疹、瘙痒症、季节性皮炎等，有消疹止痒之功。

首乌藤 100 g、白鲜皮 30 g、地肤子 30 g、黄柏 30 g、苦参 30 g、艾叶 50 g，煎水外洗。此洗浴方，我曾多次用于顽固性湿疹，每日 1～2 次，连续 10～15 天，为一个疗程。

冬瓜皮晒干后煮水洗澡或贴在皮肤瘙痒处，具有祛风止痒的效果。

艾草熬汁（煮水），然后兑水稀释药浴，可以治疗毛囊炎、湿疹。

龙胆草（打粉）10 g、青黛 10 g、冰片 10 g、枯矾 10 g（如有雄黄 5 g 更好），打粉，用白醋或清水调和呈稀糊状，涂抹在皮损部位上，治疗带状疱疹，起到消炎抗病毒、镇痛止痒的作用，控制疱疹蔓延，缩短病程，减少后遗症的发生。

补骨脂 100 g、白芷 30 g、当归 20 g，置于 75％酒精中浸泡 15 天后，外涂患部皮损处，可以调和气血，活血润肤，治疗白癜风、扁平疣。

5. 皮肤病的日常调护

皮肤具备着近乎完美的生理保护,如屏障作用、感觉作用,调节体温、吸收、分泌和排泄作用,对维护机体的健康起着十分重要的作用。需要我们平时细心地呵护和保养,增强其抵抗力,减少皮肤病的发生。皮肤作为人体的第一道生理防线和最大的器官,时刻参与着机体的功能活动,维持着机体和自然环境的对立统一,机体任何异常情况也可以在皮肤表现出来,察肤亦知体内脏腑气血津液的状况。治疗需要综合观察,辨证分析,因人而异。

需要说明的是,临床很多皮肤病的治疗过程存在排病反应。这些反应有通过谷道而出,大便出现泡沫状浊物;有通过上窍而出,出现轻微的咳嗽。甚至有些皮肤病本身就是排病反应。体内浊毒从表而出,癣疹疮浊等往往是脏腑郁滞的毒邪向外排泄的窗口,毒邪不尽皮肤病总是难愈。浊毒排出后,正气来复,皮肤病往往不药而愈。历代病医家都应重视观察皮肤上出现的各种排邪反应,特别是大病重病在正确治疗过程中最易出现此类反应。因此,我在临床对滥用激素、抗过敏类药物持保留态度。

中医皮肤的养护主要分为内调和外养两个方面,饮食有节,生活有序,情志调达,保证睡眠是其本,适量喝常温水,少喝饮料,不喝冰水,少食辛辣刺激的食物。皮肤病病人应注意忌口与生活调理,保持大便通畅,平时常吃水果蔬菜,以雪梨、无花果、百香果、丝瓜、枇杷为好,秋冬季皮肤干燥,注意运用护肤露,如"硅油膏",洗澡以温热水为宜,保持皮肤清洁,畅通皮肤气门的呼吸。皮肤病患者可以常服保健药饮。春天:百合、紫苏叶、山药;夏天:百合、生姜,石斛、茯苓;秋天:百合、南沙参、黄精;冬天:百合、鸡头米、红枣、莲子肉、银耳,多吃萝卜,以扶正固本,增强肺的宣发通调功能。

6. 病案

2020 年我曾治一名患者,男,63 岁,全身慢性湿疹 6 年,血脂偏高,多方医治未有明显效果,伴头痛,失眠,心烦易躁,舌质偏红,苔薄腻,大便干,脉弦,予以内外兼治法,内服中药补益肝肾,宣肺透邪,祛风止痒。生地黄 15 g、熟地黄 15 g、山萸肉 15 g、怀山药 15 g、丹皮 10 g、泽泻 10 g、枸杞 10 g、白菊花 6 g、当归 10 g、白蒺藜 10 g、夏枯草 15 g、决明子 10 g、薏苡仁 15 g、稀莶草 10 g、白鲜皮 10 g;另用麻黄 5 g、防风 10 g 煎沸 5 分钟,兑入上药或另服,一天 2 次。时值夏季,配合上述外洗方每日 2 次洗浴。另外每天针灸治疗,针灸处方:耳尖放血,左右交替。耳穴:心、肺、皮质下、三焦、肾上腺,扎针与耳压左右耳交替。体穴:百会、四神聪、风池、曲池、合谷、外关、膻中、天枢、风市、足三里、血海、阴陵泉、三阴交、太冲、背俞穴等交替运用,并嘱其自行艾条灸曲池、血海、大椎、腰阳关。15 次后,改为一周 2 次,持续 3 个月,湿疹逐渐减轻而疹消痒平。

第十二节 颈肩腰腿痛

颈肩腰腿痛是针灸临床的常见病,50％针灸科的日常诊疗工作是围绕这一系列疾病进行的,因此,有必要谈一谈我对这系列疾病的治疗体会。

颈肩腰腿痛,涉及西医多个具体疾病,包括颈椎病、肩周炎、强直性脊柱炎、腰椎间盘突出、腰肌劳损、坐骨神经痛、膝关节退行性病变等。这些疾病从中医角度均可归于"痹证"范畴,所谓"风寒湿三气杂至,合而为痹",多因肝肾不足,风寒湿侵袭人体,筋骨劳损,经络痹症而致。下面是我对本病的一些治疗心得。

1. 明确病因，确定病位，制定合适的治疗方案。

首先，必须重视西医的影像学检查，接受保守治疗前，必须先排除肿瘤、结核、内脏疾病等少数情况，以免耽误治疗，延误病情。对于急性软组织损伤、椎间盘突出或是椎管狭窄的患者，影像学检查能帮我们了解软组织及骨组织的情况、椎间盘突出和椎管狭窄的节段，对于软组织炎症明显，组织水肿、疼痛较重的，局部治疗应注意针刺手法及方法得当，防止引起肌肉痉挛，加重病情，此外还可结合灸法（温针灸、艾条灸、艾盒灸）以及拔火罐、放血、电针疗法的运用，起到温经通络，消肿止痛的目的。有椎管狭窄或神经根受压的患者在确定椎管病变的节段后，重点针刺相应节段的夹脊穴和背俞穴，并可适当联合电针帮助缓解肌肉痉挛和疼痛，有条件的配合牵引治疗。

2. 注重问诊和查体，不过度依赖检查

颈肩腰腿痛病因复杂，临床表现和神经体征多样，不能完全根据影像学变化判断病情轻重。如临床中，颈肩腰腿痛的症状轻重，与影像学结果往往不成正比，因此问诊和查体对于明确病位和鉴别诊断具有很重要的意义。首先，询问疼痛的性质、疼痛的变化和影响疼痛的因素，如软组织损伤通常以酸痛、冷痛为主，喜揉喜按喜温，疼痛的定位不明确，晨起时症状较重，活动后症状缓解。如果椎间盘突出压迫神经根多伴放射性疼痛，腰部负重后疼痛加重，晨起时症状缓解，久坐及下午症状加重。此外，还需重视触诊，重视压痛点。压痛点不仅是疾病病位所在，也是治疗重点刺激部位和治疗方案选择的依据。如腰段椎旁骶棘肌中外侧缘压痛多为腰肌劳损，"腰为肾之府"，属于劳损性疾病，除针刺局部痛点外，还可结合肾俞、命门、大肠俞、腰阳关等调节脏腑功能，并在腰部施行灸法，起到补肾扶阳，温经通络止痛的作用。

因此,在临证过程中,不能懒,必须重视问诊和查体,抓住疾病的特征性表现,确立正确的临床思路,不断提高鉴别诊断的能力,这样才能减少误诊,制定正确的治疗方案,为患者减轻病痛。

3. 重视针刺手法和施术深浅的应用

颈肩腰腿痛急性期主要证属邪实,病机为不通则痛,应以泻实为主,慢性疼痛应以补肾荣筋为法。对于急性期疼痛较为剧烈的,选穴不宜过多,重点刺激阿是穴,在操作时,手法不宜太重,捻转的幅度不宜过太大,不应片面追求强烈的针感要考虑个体的差异化,以免加重软组织痉挛,引起疼痛加剧。对于阿是穴,我常使用多针,采用傍刺、合谷刺、齐刺等传统针法。《类经》:"合谷刺者,言三四攒合,如鸡足也,邪在肉内,其气广大,非合刺不可"。多针合刺,可以增加治疗面积、强化局部的得气效应,对于调节交感神经兴奋性,解除肌肉痉挛,缓解疼痛具有很好的效果。临床需根据病位、经络、胖瘦及不同患者的针刺感应、心理承受力等情况,选择合适的针具、针刺深浅、刺激手法,只有针至病所、气至病所、神之适可,气血方可通调,疼痛也随之缓解。

4. 重视灸法、拔火罐、电针疗法和穴位注射,多种方法联用

现代研究证明,灸法对于急性软组织炎症具有减轻肿胀,加速炎性渗出吸收,缓解肌肉痉挛的作用;对于反复发作的慢性劳损,拔火罐、艾灸可增加局部的血流量,帮助代谢产物吸收,促进局部组织修复。除了疼痛,对于表现为局部酸痛、发凉、怕冷的患者,除针刺外也可使用艾灸,拔罐疗法,可以起到温通和温补两方面的作用。在艾灸过程中需不时询问患者感受,使得温热的感觉能透向深层组织,以增强疗效。对于有明显压痛点或者压痛位置较深的患者,如有神经根受压、椎管狭窄、神经出口卡压等情况,我常会使

用温针灸或电针疗法及穴位注射。温针灸结合了艾灸和针刺两个方面的作用,透热更深更具有针对性,具有明显的疏通经络和行气活血的作用。

电针法具有加强止痛镇静,促进气血循行,调整神经肌肉活力的作用。穴位注射常选甲钴胺(弥可保)注射液、维生素 B_1 注射液或复方当归注射液,我认为穴位注射具有针刺和药物双重作用。一方面,药物可以起到营养神经和活血通络的作用;另一方面,可以对穴位起到持续物理刺激的作用,药物的吸收过程也可使针刺的效应延长。

5. 耳体针结合,适时采用快针和动留针

快针和动留针相结合,较传统固定体位针刺具有更好的疏经通络作用,即刻止痛效果更强。对于症状较重,疼痛较为剧烈的患者,若常规针灸治疗后效果不佳,或初诊时刻,我也常运用耳针。我会先观察耳部的穴位变化,用耳穴探棒在疼痛对应位置寻找压痛敏感点针刺,如:颈、枕、肩、腰、骶椎等,另常规配合止痛安神的耳穴如神门、交感、皮质下、肾、胆,直刺 0.1 寸左右,均行捻转手法,出现酸麻、酸胀后,让患者活动患处 30 分钟,或配合疼痛部位拍打。待患者疼痛症状缓解,再让患者采取合适的体位,寻找局部的不适点,用 1～1.5 寸针刺并行补泻手法,患者出现酸胀得气后即留针片刻,注意不要过度刺激。此外,我认为急性期还可以根据患者的症状选用远端体穴如人中、后溪、腰痛点、落枕穴、条口透承山、阳陵泉等,左痛右取之,右痛左取之。针刺后,一要让病人活动疼痛部位;二可以手法拍打局部,注意此时病人不宜空腹,有心脑血管疾病应慎之。在患者疼痛和肌肉痉挛缓解后再次查体,可以更好地暴露病灶,分析病情,有针对性地进行治疗,取得更好的疗效。

6. 验案举例

王某,女,69 岁。2021 年 6 月初诊。右侧腰部伴右腿疼痛 2 年,加重 1 个月。病史:患者 2 年前因干农活开始出现右侧腰痛,未予重视,后症状加重,出现右腿后外侧及小腿外侧疼痛,晨起时稍有缓解,越到下午症状越重,近 1 年来症状逐渐加重,行走跛行,外院查腰部 MR:腰部退行性改变,L3—L4 椎间盘膨出、L4—L5、L5—S1 椎间盘突出,诊断为"椎间盘突出",予针灸推拿等治疗,症状未见明显好转,遂来我科就诊。既往体健,无高血压、高血脂、糖尿病病史。查体:患者站立,让患者保持骨盆正立位,骨盆以上向右侧屈,患者腰痛加重,并向大腿后外侧及小腿外侧放射,向左侧屈时症状明显改善。让患者俯卧,查腰椎段 L3、L4 稍向左侧侧弯,L2—S1 椎旁压痛(++),右侧髂嵴处广泛性压痛(+++),右侧小腿肌肉较左侧稍有萎缩,肌张力正常。治疗:患者俯卧位,取 L2—S1 双侧夹脊穴,双侧肾俞、大肠俞、关元俞,右侧环跳、承扶、委中、阳陵泉,均用 0.30 mm×40 mm 针灸针直刺,行捻转泻法,隔 10 分钟行针一次,留针 30 分钟。起针后,患者疼痛稍减,再在耳穴腰骶区寻找痛点并向对耳轮上脚方向斜透刺入 0.5 寸左右,捻转酸胀后留针。让患者活动腰腿部 30 分钟,患者疼痛较前明显好转,嘱患者俯卧,在右侧髂嵴中内 1/3 处按得一明显痛点,予快速进针并捻转,患者诉局部酸胀向周围辐射,并感舒适,起针后,在髂嵴痛点处用艾条温和灸 20 分钟,患者诉局部温暖并有向下透热感。治疗结束,嘱咐患者起来活动,臀腿部疼痛感消失,仅觉腰部稍有酸痛,可正常走行。

7. 结语

颈肩腰腿痛为常见多发病,但病因有别,准确的诊断是保证治疗效果的重要因素,临床过程中应参考影像学检查,重视问诊和查体,辨证虚实,辨证定穴,针灸并用,耳体针结合,有时放血、拔罐、电针兼施,重视穴位注射,施术得当。对于这类疾病,还需要注意保暖和适度的活动。颈项背部,应注意平时的姿势并正确使用枕头,慎防脑后项背受风着凉。肩痛、腰腿痛还应注意动静结合,腰腿痛急性期要多卧床休息,睡硬板床。病情缓解后,多做"**立位捧腹提肛吸气人体提升法**",对增强颈项背肌、肩肌、腰腹肌以及四肢肌力等大有裨益。

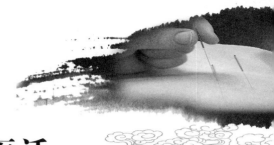

第三章　医论医话

第一节　学术思想

本人从事中医针灸临床、科研、教学工作 50 余年，积累了一些临床经验，对临证思维也有一定自己的理解和风格，现将学术思想分享如下。

1. 中西结合"五"诊合参

在临床中，我强调中西医结合，每个病尽量要做到明确西医诊断，再进行中医整体观念指导下的辨证施治。明确西医诊断可以帮我们全面地了解这个疾病的情况和转归，这是对患者的负责态度，同时也是一个医疗安全的问题。明确诊断，判断预后，与患者沟通时，我们就能给患者一个合理的治疗预期。而在此基础上，再对患者望、闻、问、切四诊合参综合分析，同时结合必要的西医理化检测、影像诊断，"五"诊合一，对患者进行治疗。这其实也是一个辨病和辨证的过程，二者有联系又有区别。辨证重视个体差异，着重反映在某一阶段的病理特征和机体的反应状况；辨病侧重疾病的特性，从总体上把握疾病的发展趋势。二者相辅相成，缺一不可。如果一些初诊的患者未曾去西医就诊，直接来找我们中医，这时就更考验我们的功底了。首先，需要用中医四诊判断患者的病情轻重缓急，然后，可以一边谨慎治疗，一边建议患者去西医明确诊断，必要时可以请西医会诊。如此，即可以改善患者病情，又能保证医疗安全。

2. 一针二灸三方药

这是我在临床治疗基本的主要手段。

针刺是我们首先考虑的治疗方法，遵循"盛则泻之，虚则补之，热则疾之，寒则留之，陷下则灸之，不盛不虚以经取之"原则，包含多种针法。我常用的有体针、耳针、头针、腕踝针、腹针、皮内针、穴位注射等。手法方面我提倡尽量浅刺多行针，即使用 32 号 1～1.5 寸毫针，单手进针或爪切手法进针，进针要快，进针深度 0.5～1 寸左右，然后进行提插捻转行针，局部应有得气感。遵《素问·宝命全形论》："经气已至，慎守勿失，深浅在志，远近若一，如临深渊，手如握虎，神无营于众物"之旨。针刺手法注重的是得气、行气、调神，针刺后得气是基础，再施以必要的手法。临床中，如哮喘病发作时取素髎一穴，浅刺 1～2 分。快速捻针后，使酸胀感扩散，有时可达头部、肩背部，患者微微出汗，肺气得到宣肃，喘息立缓。又如，胸背部的穴位，往往针尖仅达皮下，而注意力高度集中在针尖上，也能感受得气，可称为"意气功"，这是针法与气功的结合。所谓"凡刺之真，必先治神"。

其次，如果单纯针刺效果不好，或患者寒象比较明显者，可以加用灸法。所谓"针所不为，灸之所宜"，针灸并用，可以达到协同增效的效果。

最后，是方药，我在临床也常用中药治疗患者，针药并用，整体调治，内外同治。

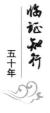

3. 擅用耳穴

耳穴是我毕生研究的重要课题，也是我在临床常用的诊疗手段。

"耳者，宗脉之所聚"，耳廓是一个浓缩的人体。耳穴"上清头目，下达四末，内调脏腑，外通经络"，几乎可以调治各种临床常见病、多发病，甚至很多疑难杂症。尤善治疗各种疼痛、内脏疾患。耳穴使用便捷，刺激方法多样，可以适应不同场合，满足不同患者的需求。我目前临床形成了以体穴为主，耳穴为用，多针种联合的针灸治疗风格。

4. 善用背俞穴

背俞穴，是脏腑之气输注于背腰部的腧穴，位于背腰部足太阳膀胱经的第一侧线上。首见于《灵枢·背俞》，篇中载有五脏背俞穴的名称和位置。从中医角度来说，背俞穴和督脉上下贯通，直达内脏，兼顾四肢百骸，故对全身脏腑功能皆有调节作用。从现代医学角度来说，背俞穴与 31 对脊神经有密切联系，而支配内脏运动神经的交感神经和副交感神经均来源于脊神经，故内脏的功能与脊神经关系密切。刺激背俞穴可以调整内脏功能。

我临床多用背俞穴治疗慢性病、虚弱性疾病、疑难杂症。针刺时，取棘突下旁开 1.5 寸，直刺 1 寸，这样既有针感，又不伤脏器。

5. 善用八脉交会穴

我在临床比较喜欢用特定穴，五输穴、原穴、络穴、八会穴等，其中是八脉交会穴我用得最多。

八脉交会穴是古人在临床实践中总结出的可以治疗奇经八脉的病症的八个腧穴，这八个穴位分别与相应奇经八脉经气相通，医学入门有云："周身三百六十穴统于手足六十六穴，六十六穴又统于八穴"。这里的八穴，就是八脉交会穴。其中，公孙通于冲脉、内关通于阴维脉,可以治疗心、胸、胃的疾患,如胸闷、心悸、各种心系疾病、神志病、消化系统疾病等。后溪通于督脉、申脉通于阳跷脉,可以治疗颈项部、耳病、肩部疾患、眼病等。足临泣通于带脉、外关阳维脉,可以治疗眼病、耳病、甲状腺疾病、颈部淋巴疾患等。列缺通于任脉、照海通于阴跷脉,可以治疗肺系疾病、咽喉疾病等,可配合廉泉,膻中。

6. 善调颈项

我在临床对颈项部也较为重视。颈项部是人体上下沟通之枢纽,分布督脉、膀胱经、胆经、小肠经等经脉,及风池、风府、哑门、完骨、天柱、大椎等重要穴位。从现代医学角度上看,颈项部除分布有丰富血循环的各肌肉群组织,还有枕小神经、枕大神经、椎动脉、基底动脉,深层有大脑、小脑、延髓等组织,含有丰富的神经网络和血供,故可以对局部及上下产生作用,疏通经络,调整气血,益脑神明。临床除了可以治疗心脑相关疾患,对调治全身疾病亦有大有裨益。

具体针法我常用大椎丛刺,以调整督脉功能,调整一身阳气。风池也是我用得非常多的穴位,对于在门诊等候的患者,我一般会给他们先针上风池,调神候气,为继续的治疗打基础。

7. 上下阴阳贯通针法

对于慢性病、疑难病、复杂病,及气血衰弱、合并多种疾病的老年患者,我常使用上下贯通阴阳针法,具体如下。

仰卧位取穴:百会、四神聪、太阳、印堂、头光明、迎香、听会、耳穴(心、肝、脾、肺、肾、皮质下、内分泌、神门)、膻中、中脘、关元、天枢、曲池、外关、合谷、中渚、足三里、三阴交、丘墟、太冲。

俯卧位取穴:风池、大椎、腰阳关、命门、肺俞、心俞、肝俞、脾俞、肾俞、委中、昆仑、飞扬。

各留针 30 分钟,每周 1～2 次。耳穴治疗,左侧针刺则结束治疗后右侧耳穴压丸,反之亦然,右针左压。

　　本针法采用俯卧位仰卧位结合,基本覆盖全身重要经络穴位,对患者全身上下阴阳起到调节作用,适用于对患者脏腑虚弱,气血不畅,经络不通状态的全面调整,共奏通调脏腑,顺畅经络之功。本针法对患者时间要求也较低,每周1～2次即可。

8. 结语

　　最后有几句话,是我的感悟,也是对自己的要求,在此与读者共勉。

天覆地载　　莫贵于人

精诚仁术　　用心于药

静守调神　　必求其本

局部整体　　靶向针灸

未病先防　　上古天真

第二节　十四经串讲

　　《灵枢·经脉篇》从经络的循行、相关病候、治疗方法等不同角度,阐述了经脉的部分全貌,可以说是针灸从业者的必读经典。本节从《灵枢·经脉篇》出发,结合本人从医50年的经历,谈谈相关的临床体会,抛砖引玉,以飨读者。

1. 经脉循行相关

　　《灵枢·经脉篇》每条经脉第一部分叙述了经脉的循行路线,包括了体表循行和体内循行。经脉循行反映了古之圣贤对于人体气血的认识,循行的顺序即是人体气血运行的顺序,从手太阴肺经中焦而始,至足厥阴肝经期门,再注入肺中而接肺经。经络相贯,内外相通,如环无端。我认为在实际临床的语境,经脉循行有如下意义。

首先,经脉循行提示临床针刺方向。在迎随补泻理论中,针刺顺循行方向为补,逆循行方向为泻。虽对于针刺"能否补泻、如何补泻"在学界尚存争议。但从临床角度出发,本人针刺时多直刺或顺循行方向针刺,以不逆气血运行之道为原则。此外,经脉的循行确定了穴位的主治。所谓"经脉所过,主治所及",穴位的主治往往和经脉循行有直接联系,比如:我们熟知的"面口合谷收""腰背委中求""肚腹三里留""眼病取太冲"等。而在临床,根据患病的部位循经取穴,也是选穴配穴的重要原则之一。

2. 十四经临床漫谈

下面,我从临床应用角度出发,结合自己经验,谈谈十二经脉和任督二脉在临床的一些问题。

(1)手太阴肺经

根据《灵枢·经脉篇》,手太阴肺经,起于中焦,终于拇指和食指。肺经共11个穴位。临床上,肺经最常见的病症是肺之脏腑功能失调引发的一系列呼吸道症状。诸如:"肺胀满,嘭嘭而喘咳,缺盆中痛","咳,上气喘渴,烦心胸满"等等。但从现代临床角度来说,是否出现此类症状就一定只是肺的疾患呢? 显然不是。作为现代的中医人,我们还需要结合西医的理化检查,尽可能明确诊断,而后望、闻、问、切四诊合参,综合选择恰当的治疗方法。诸如胸痛,肺相关的疾患可能出现胸痛,心脏相关疾患也可能出现,并且心脏相关的胸痛往往更加凶险,临床需要仔细甄别,切不可大意而耽误病情。如若是心源性的胸痛,中医急救的方法诸如中药、针刺、刺络放血、艾灸等方法亦可以权衡使用。

此外,"肺为水之上源",很多与水液代谢相关的疾患,中医也多从肺论治。20 世纪 70 年代,我曾在乡镇卫生院工作。当时农村卫生条件差,很多儿童会出现脓疱疮,这是一种在当时常见的皮肤急性化脓性疾病,俗称"黄水疮"。这个病很容易传染,经常一段时间内有很多孩子聚集性发病。夏秋季节,气温高、湿度大的时候更容易发生。这类患儿常常继发急性肾炎,出现的头面部水肿、尿少、蛋白尿等。从中医治疗角度来说,临床多从风水相搏理论角度出发,从肺肾论治。现在临床针灸科常见的排尿相关疾患,也可从肺论治。如:尿潴留的针灸取穴,除了利小便的阴陵泉、三阴交、膀胱俞,局部的气海、关元、中极,提壶揭盖的百会,调气的膻中之外,我常常还会选取肺经之列缺、尺泽来调整水之上源的功能,以增强疗效。此外,我还治疗过一个神经性尿频患者,是 50 岁左右的女性,主要的症状就是尿频,自述总想小便,无尿痛,持续了很多年,检查排除了尿路感染的情况。我就给她针灸治疗,穴位选用了腹部局部的穴位诸如:关元、气海、中极;考虑更年期前后肝肾不足的体质,加了太溪、三阴交、阴陵泉,还用了百会、膻中;加用耳穴:肺、肾、膀胱、尿道、三焦。疗效很好,一周以后症状明显缓解。以上就是"肺为水之上源"在我针灸方面的临床应用经验。

"肺主皮毛",在临床上所以很多皮肤病,诸如荨麻疹、湿疹、皮肤瘙痒等,在治疗上亦有从肺论治的思路。我一般会取尺泽、列缺、肺俞等肺经的穴位,配合常规的曲池、外关、血海、足三里、三阴交、风池等进行治疗。此外,在综合医院,肿瘤科的同行告诉我,肺癌患者,往往会出现皮肤瘙痒的症状,这也印证了中医理论中肺与皮肤的紧密联系。此外,还有一个肿瘤患者,男性,60 岁不到,体胖,主诉是双手前臂的皮肤瘙痒,鱼鳞样增厚,他不是肺癌,而是结肠癌肝转移。肺与大肠相表里,大肠的疾患反应在肺之皮毛上。我给他用了上述方案,单纯针刺治疗,几次后瘙痒就明显缓解了。

尺泽是肺经的重要穴位,位于肱二头肌腱桡侧。把手臂屈曲120°时,针感容易至手部。从子母补泻的角度来说,尺泽是肺经的子穴,故有比较好的调理肺气、清利肺热作用,对于肺经的实证疗效较好。此外,肺主气,气为血之帅,尺泽可以调理肺气,治疗乳痈初起。

(2)手阳明大肠经

手阳明大肠经起于大指次指,结于鼻,共20穴。

合谷穴可以作为本条经脉的代表穴,可以治疗面部的疾患,诸如面瘫、牙痛、鼻炎等。即所谓"面口合谷收"。阳明历于面,面部的疾患首选手足阳明经穴,同时面部亦有少阳经分布,临床需要根据具体疾病综合考虑。治疗方面,合谷穴应用广泛。① 牙痛:合谷穴不管上牙痛下牙痛,均可使用,当然从经脉循行角度来说,下牙痛用合谷更合适,上牙痛选足三里、内庭等足阳明胃经的穴位更恰当。② 鼻疾患:感冒鼻塞、慢性鼻炎、过敏性鼻炎等,合谷均可以配合迎香穴进行治疗。③ 咽喉疾患:喉痹、咽痛、慢性咽炎等,合谷可以配合列缺、廉泉,属热者可配合少商、商阳刺络放血。④ 眼病:眼部疾患我个人喜欢用合谷加外关的组合,作为远端选穴之一。⑤ 头痛:临床需要分经论治,但无论何经头痛,合谷均可选择。⑥ 高血压:对于证属肝阳上亢者,合谷配合外关曲池,有清热潜阳之效,降低血压之功。合谷穴的具体针刺手法及注意要点如下。首先,是进针位置,我还是选择比较传统和常规的位置,即"第一、二掌骨间,当第二掌骨桡侧的中点处",针尖方向稍向手腕斜刺,大概60°~70°(大约指向大陵穴位置),这种斜刺也暗含迎随补泻补法之意。针刺深度0.5~1寸。本穴的针感较强,以酸胀感为主,建议留针的过程中行针1~2次,手法采用小幅度提插后捻转。我个人还是比较强调"得气"的,这是针灸取效的重要因素。对于体质偏弱,不适合强刺激的患者,或者很畏惧针感的患者,我在针合谷的时候,也会适当给一些针感,一点感觉都没有也是不行的。本穴起针时容易出血，尽量按压一会，尤其有些慢性病患者长期服用阿司匹林、氯吡格雷等抗血小板聚集药物，更要注意出血的问题。

曲池也是手阳明大肠经的重点穴位。个人认为曲池有较好的清热作用，穴性偏凉，对于各种热病均有疗效，常配合谷、大椎、外关。对于皮肤病属热证的，常配血海、风市。同时曲池降压效果也比较好，是临床的降压要穴。此外，所谓"两臂曲池妙"，对于经脉所过的肢体病诸如肩周炎、颈项不适等，曲池亦有疗效，常配合谷、肩髃。曲池一般有两种取穴体位，一是嘱患者上肢屈曲成直角，肘弯横纹尽头即是本穴；另一种，在临床也较为常用，患者手臂自然伸直，取肘横纹上，肌肉最高点。直刺有酸胀感即可。

迎香是通鼻窍的要穴，可以广泛治疗各种鼻疾。鼻翼外缘取穴，一般向内上斜刺，多配合印堂、上迎香。上迎香是经外奇穴，位于鼻翼软骨与鼻甲的交界处，近鼻唇沟上端。

下面来谈一谈我对《灵枢·经脉篇》的手阳明"主津所生病者"的理解。所谓"大肠主津""小肠主液"，在临床上，可以集中体现在排便问题上。对于临床常见的便秘、腹泻的问题，针灸可以对肠道的津液情况进行双向调节，调整水分的重吸收，从而达到治疗便秘或者腹泻的作用。具体而言，便秘的治疗，患者先取仰卧位，常选择合谷、足三里（上巨虚、下巨虚）、天枢、中脘、气海进行针灸；然后患者取俯卧位，选择肺俞、脾俞、大肠俞、承山继续针灸。刺激量适中即可。如果患者便秘比较顽固，刺激量宜大，比如：双侧天枢加电针，或天枢采用《灵枢·官针篇》之"旁针刺"（2针）、"齐刺"（3针）等多针刺法。便秘一般不用灸，神灯也适合距离远一些，以保温为主。腹泻的治疗，一般选择关元、天枢、止泻穴（肚脐与耻骨联合上缘连线中点）、公孙、足三里、三阴交。可加艾灸，神灯距离宜稍近，注意避免烫伤。

对于相对顽固的便秘、腹泻，也可多加中药调治。便秘需分虚实。对于中老年便秘，我多选用逍遥丸作为主方加减，有促进胃肠蠕动、调节亚健康、抗衰老的作用。此外，麻子仁丸也是常用的方剂。如果患者合并高血压，加决明子；合并睡眠障碍，加柏子仁、郁李仁、酸枣仁；合并呼吸系统疾患，加杏仁、瓜蒌仁。对于腹泻，常用参苓白术散或健脾丸加减，均较为安全平稳。加入石榴皮、赤石脂、补骨脂、诃子等，总体以健脾收涩温阳为治疗原则。同时，对于消化系统疾患，西医的胃肠道检查也是相当重要的。如果患者治疗一段时间效果改善不明显，一定要建议患者行胃肠镜检查，现在无痛技术发展也很快，无痛胃肠镜检查几乎没有痛苦，是胃肠疾病早诊断早治疗的重要手段，一定要善用，可以大大降低患者恶性疾病的风险，同时对我们医生自己也是一个保护。

（3）足阳明胃经

足阳明胃经起于鼻，结于足，共 45 穴。

足阳明胃经气血充盛，功擅调整，甚至补益人体气血。《素问·血气形志》有云："夫人之常数，太阳常多血少气，少阳常少血多气，阳明常多气多血……"又《素问·痿论》中记载："帝曰：如夫子言可矣。论言治痿者，独取阳明何也？岐伯曰：阳明者五脏六腑之海，主润宗筋，宗筋主束骨而利机关也。冲脉者，经脉之海也，主渗灌溪谷，与阳明合于宗筋，阴阳揔宗筋之会，合于气街，而阳明为之长，皆属于带脉，而络于督脉。故阳明虚，则宗筋纵，带脉不引，故足痿不用也"。强调了阳明经在治疗痿证中的作用。故在临床上，针对属于中医"痿证"范畴的现代疾病，诸如：肌无力、脊髓炎、脊髓脱髓鞘病变、中风偏瘫，甚至某些罕见病如肌萎缩性脊髓侧索硬化症（渐冻症），我认为足阳明胃经的选穴，在治疗中有着不可或缺的作用。

本条经脉循行从头至足，循行部位较长，涉及脏腑器官众多，故主治也较为丰富,主要可以治疗面部、颈部、乳腺、胸部(胸闷胸痛)、腹部(胃肠道)、下肢等相关疾患。具体穴位方面,足三里、内庭、丰隆等都是临床非常常用、疗效卓著的穴位。

首先,我们来看内庭,内庭是足阳明经的荥穴,所谓"荥主身热",内庭穴有比较好的泻热作用,我常用于治疗牙痛、胃脘嘈杂感,同时伴有舌红之热象的患者。对于眼病中的一些以"红肿热痛"作为主要特征的眼病,如:急性结膜炎、睑腺炎,刺激内庭亦有一定疗效。湿热腹泻,也常配伍内庭使用。本穴直刺即可,针感较强,稍有疼痛。

足三里是全身最重要的穴位之一,也是人身的大穴,主治众多,可以说大部分疾病均可以在辨证的基础上配伍使用。本穴的主治核心:① 在于胃肠道疾患:包括胃、大肠、小肠的疾患,尤其对上腹部的疾患效果更好;② 在于经脉所过疾患,诸如下肢不遂、痿痹等。同时,因为阳明经多气多血的特点,足三里是全身扶正补益气血的重要代表穴位,也是养身保健要穴,可补益一切虚损。本穴的刺激方法多样,从针刺、艾灸、按摩、刮痧、穴位注射等等均可斟酌使用。针刺方面一般常规直刺即可,深度 0.5～1.5 寸,本穴的针感较为明显,以酸胀感为主,针尖如果向足方向稍斜刺,配合扪法等经络辅助手法,针感比较容易向足背方向传导。

丰隆穴长于化痰,是全身的祛痰要穴,各种中医辨证属"痰"的问题,不管是咳喘此类有形之痰,还是痰阻经络的瘰疬结核、痰迷心窍的神昏癫痫、痰凝的肥胖、痰瘀的胸痹等无形之痰,丰隆用之均有效。在我院 ICU 很多气管插管后痰多的患者,通过针刺肺经穴位配合丰隆后,痰量可明显减少。此外,对于实热便秘,我喜用丰隆配合支沟、照海治疗,严重者可配合承气汤类方。个人认为丰隆的作用偏泻,针刺深度一般要偏深一点,进针 1～1.5 寸,刺激量可酌情偏大。

天枢是大肠的募穴,有着较好的和胃通肠,健脾利气,调理中下焦气血的作用。可以治疗各种大肠疾患,比如:慢性结肠炎、肠易激综合征等。同时,天枢也是妇科病的常用穴,可以治疗多种泌尿生殖系统疾病。

《灵枢·经脉篇》足阳明胃经的"是动病"中,涉及了一些情志病,如"独闭户塞牖而处。甚则欲上高而歌,弃衣而走"。此类疾病证属中医的"癫狂"范畴。虽然癫狂病机不同,一阴一阳,但是气血是精神神志共同的物质基础。而阳明经具有多气多血的特点,同时经络又有一定的双向调节作用。故在情志病中,足阳明胃经的某些穴位有一定应用价值。临床上,对于癫证痫证的患者,我喜用足三里,以证属阴,当补;对于狂证,常用通下之法或饥饿疗法,此古人所谓"夺谷而衰";对于失眠的患者,我比较喜欢用厉兑,或点刺放血使热随血出,或艾灸引阳下行,均可以达到一定的临床疗效。

(4)足太阴脾经

足太阴脾经起于足,结于舌,共21穴。

脾经是动病所生病中,有着大量与脾胃功能异常相关的症状:"食则呕,胃脘痛,腹胀,善噫,得后与气,则快然如衰,身体皆重","食不下……溏瘕泄",这给我们提示脾经的主治。脾经主要可以治疗脾胃相关疾病。脾主运化,脾以升为健,胃以降为和,升降有序,则气机通畅。此外,脾主运化的功能还有赖于肝气的正常疏泄。从临床角度来说,胃脘疼痛,首先要考虑的就是脾胃和肝胆。当然,现代临床,遇到慢性胃痛的患者,一定请让他先去做胃肠镜、肝胆B超、腹部CT等西医相关检查,明确疾病性质,及时判断预后。这体现了我们对病人的认真负责态度,不耽误患者,同时也帮助医生自己提高临床经验积累,更是对自己的一种保护。临床常见的慢性萎缩性胃炎,中医有很大的治疗优势。我治疗的慢性萎缩性胃炎患者,证属气阴两虚者居多。治疗思路还是以健脾补气养胃为治疗大法,中药以四君子汤、六君子汤、参苓白术散出入，用药切记不可过于辛燥。行气我比较喜欢使用花类，以芳香悦脾为主，如：香橼、佛手、合欢花、玫瑰花、梅花等。阴虚患者，滋阴喜用北沙参、麦冬、石斛。针对现代医学研究有抗肿瘤作用的药物，可酌情使用诸如猴头菇、蒲公英、白花蛇舌草等，但一定要熟悉此类药物的药性，用量不可太大，过用苦寒，伤胃败脾，病则难愈。针灸体穴一般选用中脘、上脘、下脘、关元、足三里、三阴交、公孙、内关、脾俞、胃俞、百会，一般不加电针。配合耳穴：脾、胃、小肠、耳中穴（耳轮脚正中，又名膈区）。此外，脾胃乃后天之本，日常调护亦非常重要，所谓三分治七分养。情绪要保持舒畅、饮食规律、有节制，忌辛辣刺激食物，控制烟酒。脾虚者日常可以使用白术、山药、白扁豆、茯苓、山楂、陈皮等分煮水代茶饮。

脾胃病另一大类是以腹痛、腹胀、腹泻或便秘等为主要特征的一系列肠道疾患。如：肠易激综合征，慢性结肠炎、慢性功能性便秘等等，此类患者除了本身脾胃的问题，还多兼有情志的异常。肠易激综合征一般可以痛泻要方出入。针灸体穴取内关、公孙、太冲、脾俞、胃俞、肝俞，耳穴：肝、胃、腹。对于腹胀，还要看具体胀的时间，如果晨起就胀的，一般属实证，以理气为治疗原则；如果下午才开始腹胀的，往往属气虚，四君子汤、六君子汤加黄精出入。同时，气海、关元可艾灸或贴暖宝宝，取"汤熨之所及也"的思路。

此外，足太阴是动病所生病中，有"舌本强""舌本痛"，提示舌的疾患，除了"舌为心之苗"与心密切相关之外，与脾也有很多联系。首先，是舌强，一般突然出现这个症状，要高度怀疑急性脑血管疾患，需要及时就医，排除脑梗死、脑出血等危重问题。对于中风的言语功能障碍，针灸我一般选用廉泉、通里、合谷、内关、公孙、隐白、大敦等。中药治疗以地黄饮子加减。此外，口腔溃疡，一般也是从心脾论治，采用导赤散加减，对于反复溃疡的患者，还会加入莲子肉或莲子心，以健脾补气化湿。此外,心脾两虚引起的失眠多梦在临床亦较为多见,多用归脾汤出入。针灸体穴取穴:公孙、内关、神门、三阴交、足三里;耳穴:心、神门、缘中;头针:胃区(从瞳孔直上的发际处为起点,向上引平行于前后正中线的 2 cm 长的直线)、百会。当然脏腑疾患并不孤立,失眠的问题也不尽是心脾之疾,还有心肾不交、胃不和则卧不安等情况,在临床也很常见,临证需仔细甄别。

　　除了舌,推而广之,口味的一些异常,如口苦、口淡、口甜,这些症状与脾胃的关系,临床也值得讨论。一般我认为,口苦属热,与患者的生活习惯、生活规律,饮食规律等相关。睡眠障碍、长期抽烟、情志异常的患者,常出现口苦的症状,临床治疗不可用单一方案,需要辨证论治。而口淡、口甜,一般还是从脾虚论治,六君子汤配合藿香、佩兰出入。此外,流涎临床上亦多从脾论治,可使用理中丸出入。

　　足太阴在临床治疗另一个优势病症是妇科疾病。脾统血,脾主信,脾主汛,故临床调经离不开脾经。月经病需要关注月经的期量色质,诊疗思路一般是:经前多气、经期多血、经后多虚。因此,如经期先期、后期,一般以理气为大法;经期的腹痛以活血化瘀为主;经后的腹痛以补虚为主。具体针灸方面,调经喜用三阴交,这是一个调节肝脾肾足三阴经平衡的要穴,个人理解三阴交既非补穴亦非泻穴,穴性更类似"平补平泻"。刺法一般直刺 1～1.5 寸,经前可刺激量会较大,采用提插捻转,幅度较大,配合电针,要求患者有明显的酸麻胀针感,多配合地机、归来、期门。经期痛经,三阴交也需要强刺激,配合血海、气海、气冲、膈俞、十七椎。经后三阴交一般弱刺激,配合关元、肾俞,必要时可加灸。地机也是调经比较好用的一个穴位,作为郄穴,对于缓解痛经,乃至其他腹痛,都有明显疗效,直刺 1 寸左右即可。血海是脾经大穴,又以理血调经见长,一般也是直刺,1～1.5 寸。隐白长于止血,有调经统血、健脾宁神的作用,对于出血较多的患者我用得比较多,可针刺,亦可用艾条灸本穴。此外,隐白作为十三鬼穴之一,还有醒脑开窍的作用,可以治疗一些精神系统的疾患。公孙属于八脉交会穴,临床多配合内关,可以通肠和胃,平冲降逆,善治脾胃肠心胸膈疾患,如:胸闷胸痛、心悸、善太息、胃脘不适等。阴陵泉是临床的祛湿要穴,可以治疗一切脾虚湿胜之证,但见舌胖大、苔白腻即可配伍使用。

（5）手少阴心经

手少阴心经起于心胸,结于小指内侧,共 9 穴。主要可以治疗心血管系统相关疾患。

这一系统疾病有很多都是较为危重的疾病,如:心肌梗死、心绞痛、主动脉夹层、恶性心律失常等等,临床需要有敏锐的意识,及早发现及早治疗,第一时间完善心电图、心肌酶、心脏彩超等西医相关检查,明确诊断,不延误病情。《灵枢·经脉篇》中有"臑臂内后廉痛厥"的表述,临床中我们也发现,很多心血管疾患可出现上臂痛和肩背部疼痛,尤其是左侧手臂肩背疼痛一定要引起足够重视。针灸在本病的治疗方面主要是通经络止痛。

"心者,君主之官,神明出焉",手少阴心经还可以治疗一些精神情志疾患。如:心悸、失眠、焦虑、抑郁等。临床神门是我调节情志非常常用的一个穴位,一般嘱患者掌心向上,直刺 0.3～0.5 寸,针感不要求太强烈。通里直刺 1 寸左右,阴郄直刺 0.5 寸,均有一定调整心神的作用。阴郄还有较好的止盗汗效果,所谓"泻阴郄止盗汗,治小儿骨蒸",临床我多搭配复溜和后溪使用。极泉有较好的温阳理气、活血通络作用,多配合膻中、内关治疗心脏疾患,上臂外展取穴,平时极泉穴(腋窝)左右拍打是保健防衰的惯用手法。

此外,心主血脉,临床需要重视脉诊,往往有决生死,判断预后的作用。如:人迎寸口诊脉法,个人认为,双手的桡动脉,左为人迎,右为寸口的说法更接近临床。再如,足背跌阳脉,对于危重患者判断预后也有一定作用,哪怕进入 ICU 的患者,如果跌阳脉仍可触及、有根,往往预后较好。

手少阴经脉循行"从心系,上挟咽,系目系",心经与眼有联系。临床上,眼病与心也有关系。眼病常用通里,通心气,调节眼部疾患。就我的临床体会而言,眼病还常会兼见精神情志问题,如失眠、焦虑等,一般可在眼局部周围穴位的基础上,配伍百会、神庭、养老、足光明这几个穴位,耳穴选用心、肝、屏间前、屏间后。

(6)手太阳小肠经

手太阳小肠经起于手指,结于头面,共 19 穴。

小肠经循行"入耳中",所以对于耳相关的疾病,诸如耳鸣耳聋,以听宫为代表的小肠经有较好的临床效果。耳鸣耳聋是临床常见的症状,个人体会,其预后与发病年龄、病程密切相关。年龄越小,病程越短,预后越好。对于年龄较大,病程较长的患者,较为难治,治疗周期较长,需提前和患者沟通,让患者有合理的疗效期待。针灸治疗方面,除了听宫之外,常可耳前三穴(耳门、听宫、听会)与风池同用,同时配合与耳有密切联系的手少阳三焦经的翳风、外关、中渚。此外,实证责之肝胆,加足临泣、阳陵泉、丘墟;虚证责之肾虚,加太溪、复溜。听宫的针刺方法需要注意,张嘴取穴,针入 0.5～1 寸。亦可穴位注射弥可保 1 ml。本穴位易出血,起针时一定要注意按压。起针时嘱患者不需要张嘴。耳门、听会的针刺方法及注意事项与听宫相同。

小肠经还有一些比较常用的穴位。少泽穴位于小指在手小指末节尺侧指甲角旁 0.1 寸,具有较好的通乳效果,1 寸针点刺留针,配合膻中和足三里,不管是因为气血不足还是肝郁气滞引起的产后缺乳,均有疗效。中药方面,虚证多用参苓白术散加通草、王不留行;肝郁气滞多用小柴胡汤合逍遥散加减。对于急性乳腺炎,还可以使用芒硝外敷,配合通乳手法疏通,再配合特效方内服,疗效显著。本方以小柴胡汤加减,为了不影响哺乳,易半夏为浙贝,加蒲公英、忍冬藤、天花粉清热,加玄胡止痛,加全瓜蒌引经,常用剂量如下:柴胡 20 g、酒黄芩 10 g、浙贝 15 g、党参 15 g、炙甘草 6 g、全瓜蒌 30 g、蒲公英 20 g、忍冬藤 30 g、天花粉 15 g、玄胡 10 g。上述综合治疗 1～2 天,病情即可明显缓解。

后溪是小肠经的代表穴,同时也是八脉交会穴之一,通督脉。故可以治疗后正中线的疼痛,不管是落枕、急性腰扭伤还是慢性腰痛,只要是后正中线疼痛均可使用,常配合水沟。针刺时半握拳,直刺 0.5～1 寸。治疗中风后肌张力高,手握不开的时候,可用后溪透合谷、后溪透三间,深度可至 1.5 寸。对于腰痛以两侧疼痛为主的,除了腰部局部穴位之外,可选择对侧手背的腰痛点针刺。耳穴在对耳轮的腰骶区寻找痛点针刺,效果比非痛点好。

养老是小肠经的郄穴,临床多用于治疗各种眼病,如:视疲劳、眼干燥症、视物模糊等,针刺方法:向肘关节方向循经斜刺或平刺 0.5～1 寸。

天宗作为颈椎病的诊断和治疗效穴,我在临床也经常使用,天宗区域压痛、触及条索状物,提示有颈椎病的存在。点按天宗穴,可以即刻缓解颈项轻度的不适症状。天宗穴针刺相对较为安全,其下是肩胛骨,取穴准确不会伤及肺脏。直刺 0.5～1 寸。

(7) 足太阳膀胱经

足太阳膀胱经起于目,结于足,共 67 穴。

膀胱经循行从头至足,跨越头、眼、项、腰、背、腿、足,循行所过之处的疾患膀胱经穴均可以治疗,所以膀胱经的主治亦比较广泛。也正因如此,膀胱经也是所有经脉中穴位最多的一条经脉。

首先,谈一下背俞穴,背俞穴是五脏六腑之气输注于腰背部的俞穴,分布在背部足太阳膀胱经第一侧线上,另有章节论述,此处不再赘述。此外,膀胱经第二侧线魄户、神堂、魂门、意舍、志室等穴位,一般用于治疗神志类疾患,直刺,浅刺 0.3~0.5 寸。

睛明是膀胱经第一个穴位,睛明的针刺安全性是很多同道比较关注的。个人认为,只要按照规范流程针刺,本穴是相对安全的。首先,嘱患者平卧位,与患者沟通好,交代其不用紧张,选择直径小于 0.25 mm 的针具,消毒后,押手推开眼球,刺手持针沿眼眶内侧进针,针入后不提插,可小幅捻转,有酸胀感即可。针刺深度 1 寸以内,个人体会都是安全的。起针时一定注意按压。除了睛明,其他眼眶内的穴位,诸如承泣、球后等,都需要遵循这一规范流程。我的体会是:对于眼病的治疗,这些眼眶内的穴位,深刺虽然风险高,但是临床效果还是很好的,常见的青光眼、视疲劳、黄斑变性等,都很常用这些穴位。

天柱位于后发际正中旁开 1.3 寸处,我一般就在枕后大筋外缘取穴,平后发际,直刺 0.5~1 寸左右。天柱可治疗眼病,我一般让患者取坐位,同时针刺天柱和天柱上 1 寸,与眼前后对应,临床效果不错。

八髎穴也是临床常用的穴位,治疗前列腺疾患、排尿异常、便秘、痛经等泌尿系统、消化系统及妇科疾患效果都较好,扎入骶后孔较难,如果不能扎入,直刺也有效。

委中穴在临床是治疗腰痛的常用效穴,"腰背委中求",对于急性腰痛,我会采用刺络放血的方法于"去菀陈莝"中求。操作方法一般是让患者站立,脚下踩一个盆,盆后地上铺上报纸,在委中附近选择纡曲紫黯的小血管,用三棱针点刺放血,压力大时血会喷溅,等血慢慢自行止住即可,腰痛可立刻减轻。对于慢性腰痛,委中针刺即可,可出现麻木至足心的针感,不必追求这种针感,酸麻重胀即可。

承山穴位于小腿后侧,微微施力踮起脚尖,肌肉浮起的尾端处,除了可以治疗局部的腓肠肌痉挛,还可以治疗便秘和痔疮,对于各种原因导致的便秘,都可以酌情配合使用。痔疮配合长强、二白(经外奇穴,腕横纹上 4 寸,桡侧筋两侧各一穴,共 4 穴)。

昆仑穴位于外踝尖与跟腱之间的凹陷处,个人认为从头痛、颈项强痛,到胸背腰脊腿不适,只要是足太阳经脉所过之处,昆仑均可治疗。

至阴是膀胱经的最后一个穴,也是井穴,位于足小趾末节外侧趾甲角旁 0.1 寸,可灸治用于转胎位,孕 7 月开始灸,艾灸双侧至阴,艾条悬灸,一次 15～30 分钟,每日一次,艾灸之后即刻可感觉胎儿活动。

(8)足少阴肾经

足少阴肾经起于足,结于舌,共 27 穴。

总体来说,肾经主要可以治疗泌尿生殖系统疾患。肾经循行"贯脊",与脊柱有密切联系,我认为这是"肾主骨"特性在经络上的物质基础,临床太溪、肾俞、三阴交均对骨折有一定促进康复的效果。而"从肾上贯肝膈"则让肾与肝在经络上产生了联系,这也是"肝肾同源""乙癸同源"的经络基础。临床治疗中,治疗肝及肝经的疾患,也多用肾经的穴位。此外,肾经"络心,注胸中",也加强了心肾之间的联系。临床上,心肾不交之失眠多梦、慢性心功能不全之心悸胸闷,也可以配合使用肾经穴位。此外,从临床角度而言,需要注意肺肾之间的联系和脾肾之间的联系。肺肾之间主要是"肺为气之主,肾为气之根",很多呼吸系统疾患,治肺同时需要兼顾治肾。脾肾之间主要是围绕消化系统,所谓"饥不欲食""肾者,胃之关",很多消化系统疾病的治疗也需要补肾,肾俞、三阴交、肝俞、脾俞在临床均可使用。

具体穴位上,首先是涌泉,涌泉稍有疼痛感,我一般采用直刺,深度半寸左右。此外，个人很喜欢拍打涌泉，有补肾之功，日常养生保健可以使用。此外，足底疼痛，如足底筋膜炎，可艾灸涌泉。但是，凡是涉及艾灸，都要注意艾灸指征。阴虚舌红绛无苔不可艾灸。不然轻则病无改善，重则可能会有很严重的不良反应，甚至危及生命。

太溪是肾经最重要的穴位，临床以滋阴补肾见长，是全身的滋阴要穴，对于肾虚腰痛、足跟痛、咳喘无痰、阳痿等各种证属阴虚者都可以酌情使用。一般直刺半寸左右，针刺本穴易出现放电感至足心，我在临床以酸麻重胀得气为度，不追求放电感。

照海属八脉交会穴，临床与列缺配合，治疗慢性咽炎的咽干咽痛效果卓著。配穴我一般多使用廉泉、三阴交，亦可配合耳穴压丸，中药亦可使用南沙参、百合、罗汉果等滋阴清咽之品。此外，在眼科疾病中，照海亦作为重要配穴，联合外关、中渚作为眼科疾病的常用远端配穴。针刺方面，针照海一般在原来穴位定位的基础上，向足底方向下移 1 寸左右进针，直刺 1 寸。

复溜属肾经本经子母补泻之母穴，所以有较强的补肾效果，个人一直认为，复溜在肾经的重要性绝不亚于太溪。此外，复溜还有一定止汗作用，与合谷发汗作用相对应，对于临床汗出异常的患者，可以斟酌使用。针刺方面，直刺 0.5～1 寸。与太溪类似，本穴亦容易出现放电针感。

此外，肾经在胸腹部的穴位，我比较喜欢使用气穴，关元旁开0.5 寸，临床腰痛的患者，除了后背的穴位以外，我还会让患者平卧，针关元和双侧气穴，有一定补肾强腰之功。

（9）手厥阴心包经

手厥阴心包经起于胸中，结于手指，共 9 穴。

手厥阴经循行路程较短，穴位也较少。主要治疗心血管疾病，以及心神神志疾患。如"心中憺憺大动"的心悸，在临床就是一个很常见的症状。我们需要分析症状背后的病因病机，必要的时候，需要完善西医相关检查，这是对患者负责、对疾病负责，也是对我们自己负责。个人认为，临床上有两种情况：一是检查明确的心律失常，不管是心动过速还是心动过缓，不管是室性还是室上性早搏，都可以通过动态心电图发现；二是并未查出有器质性的问题，但是患者有明显的自觉不适症状，可能是心悸、心慌、胸闷，还可能是其他心脏的不适感，我在临床见过很多以心脏发冷感、恐惧感等为主诉的患者。这些患者都可以通过针灸、中药进行调整，改善症状，提高生活质量。但是具体能否根治，需不需要西医诸如电生理的一些治疗方法，还需要因人而异，依病情而定，具体问题具体分析。

具体穴位方面，内关可以作为手厥阴的代表穴位，对于各种心系疾病、胸膈疾患、神志病等都有良好的治疗作用，在临床是非常常用的穴位。内关配心俞可以改善冠心病、心绞痛的症状，具有双向调整心率和心律的作用。内关配公孙可以治疗中焦气机不通的胃痛、呕吐、呃逆等。内关配合谷有镇痛镇静的作用，是针刺麻醉的重要配穴。针法一般直刺，深度0.5寸左右。针感酸胀即可，不追求向手指放射。

此外，郄门位于腕横纹上5寸，两筋之间，也是心包经的常用穴位，可治疗心绞痛、心肌缺血。间使在腕横纹上3寸，除了上述心系疾患外，有开心气、理气滞、化瘀血的作用，可以治疗癫痫、抗疟，中冲位于中指指尖，作为井穴，同时也是十宣穴之一，有较好的开窍醒神作用，一般多用放血。

（10）手少阳三焦经

手少阳三焦经起于手指，结于头部，共23穴。

少阳经的穴位中，最具代表性的是外关穴。外关穴位于腕横纹上两寸，两骨之间，在临床治疗耳鸣、耳聋、头痛、偏头痛均有良好的疗效。配合支沟、阳陵泉可以治疗胁肋不适、便秘。配合合谷、曲池、外关、大椎、十宣放血，有较强的清热退热作用。直刺，深度 0.5～1 寸。可能有人觉得这个深度比较浅。我曾经在我国著名针灸专家邱茂良教授门下侍诊学习，邱老的针灸理念是：以得气为度，不追求强烈刺激，不追求深度，不追求传导。这一理念对我针灸临床风格产生了很大的影响，临床一般要求穴位有适度的酸胀即可，不盲目追求强烈的针感。

翳风位于耳垂后，当乳突与下颌骨之间凹陷处。治疗牙痛可以配合颊车、下关、合谷、内庭、阿是穴；治疗口眼歪斜可以配合牵正（耳垂前方 0.5 寸）、合谷、外关、后溪。习惯张口取穴，针刺方向直刺或稍向斜上方，针入 1～1.2 寸。这个穴位易出血，起针后应注意按压。

角孙位于耳尖直上入发际处，为手太阳、手足少阳之会。角孙穴是眼科常用穴，一般多配合太阳、角孙、头维、耳尖使用。太阳直刺。耳尖直刺 0.2 寸，让针可以直立在耳廓上。角孙可以针尖向下平刺透上耳根，亦可以向前平刺透太阳。

（11）足少阳胆经

足少阳胆经起于目，结于足，共 44 穴。

胆经循行较长且有特色，其循行在侧头部有三个弯折。这就引出一个问题，经络到底是如何被发现的？一种说法，是先发现独立穴位，穴位多了，连成了经脉。另一种说法，是先有经络，而后有穴位。而胆经的头部循行或许给我们一些思考问题的角度：如果先有穴位，古人是如何在连起来的时候发现如此多的弯折？本人对这个问题是没有答案的，我只是惊叹于古之圣贤对于人体的惊人洞察力，可以发现如此完备的经络体系，是特殊时期下古人的智慧结晶。

足少阳的穴位比较多，一些重点穴位我们一一来说。

阳白穴位于瞳孔直上，眉毛上一寸，临床多用于治疗眼疾、面瘫等治疗时,向眼睛方向平刺。对于面瘫,临床要注意过度治疗的问题。有些患者每天都针刺,一周 7 天不停。针刺的刺激量也很大。有个患者在经过如此密集、高强度的治疗,两个月效果不好,来找我,我给的医嘱是,先停半个月针灸再来看。结果半个月之后患者明显好转。有些疾病,我觉得还是要给患者以机体自我修复的时间,不可过度刺激,这可能就是《汉书·艺文志》所谓"有病不治,常得中医"吧。

风池是胆经的大穴,大部分患者我都会用。如果患者比较多,他们在候诊时,我会先给他们把风池针上,安神定志,开少阳枢纽之关,后续治疗再调阴阳就较为容易,也便于让他们在后续治疗中的守神。如果先治疗,那么治疗结束后,我也会给他们针上风池,让他们在走廊坐半小时再走。风池通手足少阳、阳维阳跷,治疗范围广泛,神志精神疾病、脑血管疾患、眼疾、耳疾、鼻疾、口腔疾患及其他胆经经脉所过之疾患等均可用本穴进行治疗。风池善治一切风证,无论是以抽动、眩晕、偏歪为主要症状的内风证;还是伤风感冒、荨麻疹等外风证,风池内可平肝息风、外可疏散风邪,起到良好的治疗效果。此外,风池也是通鼻窍要穴,配合迎香、通天,善治一切鼻疾。针刺时,针尖方向朝向对侧眼眶下缘,直刺 1～1.2 寸,针刺体位一般是俯卧位或者坐位,一般不仰卧位扎针。

肩井位于大椎穴与肩峰端连线的中点,除了善治局部肩颈不适,肩井还是治疗乳腺疾患的常用穴,对于乳痈初期、乳腺结节,均可使用。一般浅刺,针向前,直刺,根据患者胖瘦,最多 0.5 寸,手法不可过重,小幅度提插捻转即可。孕妇禁针。我一般在所有针刺治疗结束后,拍打大椎、拿肩井,给患者活跃气血,放松身心。

风市位于大腿侧面,垂手,中指指尖下是穴。是全身祛风要穴,临床最常用于皮肤病的治疗,多配合血海、曲池、足三里、膈俞(放血)、肺俞、三阴交、大椎(放血)。

阳陵泉位于小腿,腓骨小头前下方凹陷处。阳陵泉是胆经的代表穴,是胆的下合穴,又是八会穴之筋会,故临床治疗范围较广,各种胆囊疾患诸如急慢性胆囊炎、胆结石等,阳陵泉均有一定疗效,多配合外关、胆囊穴(阳陵泉下 2 寸压痛处)。此外全身筋病,我都喜欢用阳陵泉,落枕、肩周炎、关节扭伤、肌肉痉挛、岔气、腰椎间盘突出等病症,都可以配合使用。

光明(足光明)位于外踝尖上 5 寸,腓骨前缘。主要用于眼病的治疗。可配合合谷、太溪、太冲。此外,"头光明",我在眼病中也经常使用,是经外奇穴,位于眉毛上,鱼腰上 0.5 寸。

悬钟又名绝骨,是八会穴中的髓会,在临床可配合三阴交、太溪,组成补肾健脑穴组。对于髓海不足的头晕眼花效果明显。骨折后,也常用本穴补骨生髓,促进骨折愈合。

足临泣位于足背外侧,第四趾、小趾跖骨夹缝中,是八脉交会穴之一,通带脉,常与外关配合使用,调节整个少阳经的经气。取穴时一定要找到局部的凹陷进针。临床偏头痛、耳鸣、耳聋、眩晕、眼病、足部疼痛都可以使用。

(12)足厥阴肝经

足厥阴肝经起于足趾,结于胸,共 14 穴。

肝经循行绕阴器,所以男科疾患可以从肝论治。男性性功能相关的疾患,从中医讲,部分属于肾虚,但个人临床发现,现代环境下,更多患者证属肝郁气滞。心情焦虑紧张、夫妻之间的感情沟通等也很重要。个人体会是,单用针灸,短期可以增强性功能,但长期疗效欠佳。需要配合中药治疗。针灸处方主要是足三里、三阴交、太溪、关元、横骨、太冲、百会、肝俞、肾俞、关元俞、会阴。中药使用中,补肾常用六味地黄丸配合鹿角、菟丝子、仙茅、仙灵脾;如果舌苔比较厚的话,会加重利湿之品用量;肝郁用逍遥丸加减。此外,妇科病也可以酌情使用肝经的穴位,对于月经病、带下病等,三阴交、太冲、期门也是常用的穴组。

肝经与咽喉的关系也很密切,除此以外,肺经、肾经也与咽喉关系密切。因此临床对咽喉的疾患,我一般会在下列穴位中选择使用:廉泉、人迎、内关、通里、外关、合谷、中渚、太溪、照海、列缺、行间、太冲。急性咽喉疾患使用少商放血以清热;慢性咽喉炎从滋阴论治。

肝经与面部的关系也相当密切。"其支者,从目系下颊里,环唇内",口唇的颜色可以反映肝脾气机的调畅与否,情绪、胃纳情况都可以在口唇上反映出来。肝经"连目系",所以眼病常用三阴交、太冲以平肝,行间以清肝热。此外,肝经"是动则病……面尘,脱色",胆经"是动则病……面微有尘,体无膏泽",提示面色晦暗往往反映了体内气血的异常。在临床,不光是肝胆疾患会出现面色的异常,我认为,五脏的疾患都会出现面色异常。所谓"望而知之谓之神",临床望诊是非常重要的一个环节。一旦出现这种面色晦暗甚至灰暗,一般病情都比较复杂,可能是难治病、罕见病,或者《伤寒论》所言之坏病,在临床遇到需要引起重视,不可掉以轻心。我在临床遇到一个此类病例,分享如下:

李某,男,73 岁,2022 年 4 月初诊,因双下肢麻木、双下肢烧灼样刺痛感半年,来门诊就诊。我第一次即感觉这个患者面色暗沉灰暗,舌紫气很重。询问得知 2021 年 11 月于中大医院心内科住院检查,冠脉造影提示堵塞 50%。出院后不到一月开始逐渐出现双下肢麻木疼痛。我给他双下肢体针治疗,开始几次有效,后面也无明显好转。加用头针足运感区针刺,耳针对耳轮腰腿趾区按摩后耳尖放血,麻木有所减轻,治疗后 1～2 小时内自觉下肢舒适,但不到半天症状复旧如前。如此连续治疗三个月左右。结合面色,我总觉得他还有问题没查出来。建议他去西医进一步检查。此后他先后在中大医院心内科二次住院发现心律失常(有停搏现象)、神经内科、免疫科等住院,依然未查出病因。西医予加巴喷丁、曲马朵等止痛药对症治疗。2022 年 7 月,在我的介绍下,先后于我院疼痛科、血液科住院检查,开始考虑骨髓瘤,骨穿后排除。最后经心脏核磁及心肌活检确诊为:原发性淀粉样变性(梅奥 2012 分期 Ⅳ 期 肾脏分期 Ⅱ 期)。心脏 MRI:左室心肌普遍性增厚,T1 值及心肌细胞外容积明显升高,左室弥漫性心肌强化,同时累及乳头肌、右室及双房壁,符合心肌淀粉样变性。心肌活检后病理示免疫组化:Kappa(-),lambda(++),TTB 6(±),特殊染色:Masson(间质纤维组织+),刚果红(+)。患者现情绪低落消极、食欲差,睡眠欠佳,面色如尘,舌紫暗,舌苔厚腻,脉弦。口服止痛药及静脉化疗控制,症状改善不明显。这是给我印象非常深刻的一例面色晦暗的患者,最后也是明确诊断了是比较复杂、难治的疾病。在临床一定要重视望诊。

太冲是肝经的代表穴位,有疏肝的作用,对于肝经虚实诸症皆可使用。与合谷相配称为开四关,有泻热开窍醒神之功。一般直刺,或稍向内斜刺透涌泉,取沟通肝肾之意。

蠡沟位于内踝尖上 5 寸,胫骨内侧面中央,有较好的清利下焦湿热调经止痒功效。对于带下、阴痒及各种偏下的瘙痒都有较好的疗效。平刺 0.5～1 寸。

(13) 督脉

督脉起于胞中,结于上齿龈,共 28 穴。督脉行走于人体后正中线,主人体一身在表之阳。

长强是督脉第一个穴位,在尾骨端下,当尾骨端与肛门连线的中点处。主要治疗局部疾患,如脱肛、痔疮、便秘等。一般直刺 0.5 寸。可配合鸠尾治疗神志病、痫证。

腰阳关位于第 4 腰椎棘突下凹陷中,可以温下元,强腰膝,祛寒湿;命门位于第 2 腰椎棘突下凹陷中,有培元固本、温补肾阳之功。二者均是临床治疗男科病、月经病的常用穴,对于阳痿、不孕症、习惯性流产、小便清长、五更泻、腰膝酸软等均有良好疗效。

夹脊穴,位于第一胸椎至第五腰椎,各椎棘突下旁开 0.5 寸,个人理解,这是督脉穴位的延伸。我在临床一般脏腑疾患用背俞穴,明确的神经压迫引起的相关症状用夹脊穴,脊柱正中疼痛才用督脉穴位。

大椎位于第 7 颈椎棘突下,是手足三阳交会之所,和足三里、关元、气海同为人体强壮要穴,有通阳宣散之功。大椎也是全身退热要穴,对于一些热盛的情况,诸如眼病红肿热痛、面瘫早期、风疹均可使用。临床可以针刺,可以刺络放血配合谷泄热,可以艾灸散寒通阳治疗外感风寒早期,也可以拔罐、拍打。此外,大椎附近的所谓"富贵包",近年来在临床也是很多患者寻求解决的问题之一。其实,富贵包不宜过度解读,所谓"富贵包"就是一个颈椎前倾、项韧带、棘上韧带钙化增厚的问题,并不能反映和提示诸如高血压、高血脂、心脑血管疾患等全身问题,对"富贵包"的治疗也不能代替对上述全身疾病的治疗。局部的"富贵包"一般可用针灸围刺、艾灸、拍打等方法,治疗一段时间可缩小。

风府位于后发际正中直上 1 寸凹陷中,一般直刺 0.3~0.5 寸,有通脑醒神的作用。

百会是督脉最常用的穴位,位于两耳连线中点。具有调神醒脑、调节脏腑功能的作用,对于各种神志、情志疾患,都有很好疗效。对于实证晕厥,可以针水沟;对于虚证晕厥,可以灸百会。同时,百会居人体直立的最高点,故还有一定升阳举陷、补气养阴的作用,对于腹泻、痢疾、阴挺、脱肛、脏器下垂,均可以针百会,配合艾灸神阙。我一般向前或向后平刺 0.3～0.5 寸。上星、神庭与百会功效类似,我常配合一起使用,向前或向后斜刺。对于脑血管疾病、脏腑疾病,往往百会也必用之。一是病变所在,主治所在,更是调节元神,主控下位轴系的作用,临床根据不同病症配合相关腧穴,实现联动效应。

印堂穴,位于两眉心连线中点,向下斜刺较多,有调神的功效,对与失眠、眼病、鼻疾均有较好疗效。

水沟,位于鼻唇沟中上 1/3 处,又名人中穴,是急救要穴。对于各种昏迷的病人,可以掐按,也可以针刺,针刺时针尖向上斜刺。此外,与对癃闭小便不通,我也常用水沟治疗,腰扭伤正中线疼痛的,可用水沟配合后溪治疗。

(14)任脉

任脉,起于胞中,结于舌,共 24 穴。任脉行走于人体前正中线,涉及脏腑众多,所以任脉穴位治疗范围也较广。

会阴穴,位于两阴之间,有调经强肾、清热利湿的作用,临床用以治疗前后阴疾患、神志病。

曲骨,位于耻骨联合上缘,可以治疗遗精、阳痿等男性病,针刺前需排空膀胱,而后可以直刺 0.5～1 寸。

中极,位于耻骨联合上 1 寸,是膀胱的募穴,治疗尿潴留疗效甚佳,尤其是非梗阻性、功能性尿潴留效果更好。多见于产后、腹部术后的患者。针刺时,针尖向曲骨方向透刺。行手法针感引导向会阴放射。同时配合针刺气海(针向曲骨斜刺)、三阴交(引导针感向上传导)、太溪、阴陵泉、膀胱俞。艾灸中极的效果也很好,可以起针后艾条悬灸 15～30 分钟,灸透,灸感最好能横贯整个腹部。同时配合耳穴:肾、膀胱、尿道、三焦。

关元,位于脐下三寸,肚脐中点与耻骨联合上缘连线中下五分之三。气海位于脐下 1.5 寸,二者都有补气强壮的作用。关元为男子藏精，女子系胞之所，内藏人体元阴元阳，有温肾壮阳、培补元气，通调冲任之功。而气海为先天元气汇集之初，在补气之余还有调气之功。临床二者可以交替使用，均直刺，可以配合艾灸。

神阙穴，即肚脐。在临床一般不针。对于皮肤瘙痒，可用神阙穴拔罐。而男科病我一般采用艾灸治疗，可以悬灸，也可以做隔物灸。对于腹泻，我常常用隔盐灸。神阙也是腹针疗法中，调控系统的核心。

中脘，位于肚脐与剑突下连线中点，在临床是常用的治疗消化系统疾患的穴位，对于胃脘痛、腹胀、呕吐、呃逆、泛胃、吞酸、纳呆等有着立竿见影的疗效。同时，中脘也是八会穴之"腑会"，各种脏腑疾患诸如虚劳、哮喘、头痛、失眠、惊悸、怔忡、脏躁，我也常配合足三里一起使用。一般直刺 0.5～1 寸。呃逆是我们医院请针灸科会诊最常见的疾病，我的诊疗方案如下：膻中（针尖向下平刺）、中脘、上脘、足三里、太冲、内关、公孙、气海，大便干加天枢。正面针完后让患者俯卧位，后背针脾俞、胃俞、膈俞。可配合艾灸。严重者可足三里穴位注射维生素 B_6，双侧各 1 ml；或内关穴位注射 6 - 542，双侧各 0.5 ml。耳穴：胃（轻刺激）、耳中穴（强刺激）、交感。一般这套方案下来，患者的呃逆均会好转，甚至当场消失。但是对于一些顽固性呃逆，比较难治，临床一定要引起重视。一些老年人的呃逆，可能是中风先兆，或是病情有变，需密切观察。

膻中，有理气活血、宽胸利膈的功效，善调中上焦气机。我在早年曾使用羊肠线在膻中穴位埋线治疗哮喘。同时，有研究提示，拍打膻中可以延缓胸腺萎缩，提高机体免疫功能。

廉泉，位于喉结上，舌骨上方，咽喉疾患我非常常用，针刺时要求患者低头，直刺，深度 1～1.2 寸，患者会有鱼刺卡喉咙的感觉。

承浆，位于颏唇沟的正中凹陷处，临床一般用于治疗面瘫、下牙痛、流涎等，直刺 0.2～0.3 寸。

第三节　临床多种针法实践体会

在日常的针灸临床中,我会使用很多针灸治疗方法,包括但不限于:体针(普通针刺)、耳针、电针、穴位注射、皮肤针、皮内针、头针、腕踝针、拔罐、刺络放血等。不同针种有各自的最佳适应证和特点,在此简述一些个人理解,供大家参考。

1. 体针(普通针刺)

体针是针刺十四经经穴、经外奇穴、阿是穴等穴位,是最传统的针灸体系的核心内容之一,是临床最常用,也是适用性最广的针刺方法,鉴于其他章节多有论述,在此不再详述。

2. 耳针

耳针是我科特色,也是我在临床使用非常多的针刺方法,已设多个章节论述,在此不再详述。

3. 电针

电针疗法是在针刺入腧穴得气后,在针具上通以接近人体生物电的微量低频脉冲电流,利用针和电两种刺激相结合的一种技术。我认为电针对于痛证和神经、肌肉瘫痪的患者疗效较好,肌肉痉挛者要慎用(中风偏瘫的痉挛期、面肌痉挛等)。此外,功能性胃肠道疾病比如便秘、腹胀疗效也不错。

个人理解,电针的作用更多是兴奋、促进、振奋经络之气。并且,电针也可以在一定程度上代替手法行针的效果。

临床电针疗法常用的波形为连续波,如患者疼痛较重也可以选择疏密波,强度以患者舒适为度。电针治疗一般使用同侧的穴位作为正负极,原则上不跨越中轴线。调节输出电流时,应逐渐从小到大,切勿突然增强,以防引起肌肉强烈收缩患者不适,更严重可能造成弯针、断针、晕针等意外。体内有电子元件,比如:心脏起搏器的患者不使用电针,在靠近心脏的穴位也不可使用电针。有心脏病病史的患者,避免电流回路通过心脏。延髓脊髓部位使用电针时,电流输出量宜小,以免发生意外。孕妇应慎用电针。

4. 穴位注射

穴位注射疗法又称为水针疗法。是以中西医理论为指导,将针刺刺激和药物的性能,以及对穴位的渗透作用相结合并发挥其综合效应的治疗方法。穴位注射疗法适应证很广泛,临床常用于治疗各种痛证、神经系统疾病、顽固性呃逆等。我的经验如下:

(1) 甲钴胺注射液(维生素 B_{12}):是现在临床安全性最高的一种穴位注射媒介。应用广泛,有一定的营养神经作用。可用于治疗周围性面瘫、带状疱疹性神经痛、眼肌麻痹、视神经病变、神经性耳鸣、头痛、偏头痛、颈椎病、腰椎病、手足麻木等。

(2) 足三里穴位注射维生素 B_1、维生素 B_6 可以治疗呃逆、呕吐等消化系统疾病。

(3) 山莨菪碱注射液(6-542):内关、膈俞、胃俞等穴位注射可以治疗顽固性呃逆。

(4) 复方当归注射液穴位注射可以改善多种关节疼痛,如:肩周炎、膝关节炎、颈椎病、腰痛、坐骨神经痛等;黄芪注射液足三里、天枢、脾俞、胃俞穴位注射,有益气养元、健脾和胃的作用,可以用于治疗慢性萎缩性胃炎、胃肠功能偏弱的患者。

(5) 天麻素注射液可以用于头晕头痛、眩晕的治疗。

(6) 临床还可以使用小剂量的抗生素生理盐水稀释后,在相关背俞穴进行穴位注射,治疗肺炎等一些感染性疾病。一般穴位注射的药物剂量根据治疗的部位以及患者的体质、年龄等来确定,一般为每穴 0.5～1 ml。这在 20 世纪八九十年代运用过,如今在抗生素严格管理下,已很少使用。

5. 梅花针(皮肤针)

梅花针又叫皮肤针疗法,是用特制的浅刺针具叩击皮肤的一种外治疗法。因其针具是 7 根短针,故又称为七星梅花针。梅花针安全有效,可以用于治疗某些皮肤病以及痛证,还可以用于慢性虚劳患者的调理。对于一些慢性久病及婴幼儿以及对针刺疼痛恐惧的患者尤为适用。我常给患者在颈项部从上往下叩刺治疗颈椎病;局部叩刺治疗神经性皮炎、斑秃、湿疹等;阳白穴、四白穴、太阳穴、风池穴、完骨穴等叩刺治疗各种眼病。对于慢性久病虚劳患者,也可以在背部督脉、足太阳膀胱经叩刺以补虚通络。叩刺后还可以局部加灸,增强温通气血的作用。

梅花针刺激量的大小取决于叩刺的力度大小及时间长短,在临床治疗过程中需根据患者的年龄、病情、部位等选择合适的刺激量。

6. 皮内针(穴位埋针、揿针)

皮内针疗法是用一种特制的细小针具,浅刺于穴位的皮肤内,通过局部皮内埋藏针具刺激来调整身体阴阳、疏通气血、通经活络的一种治疗方法。其治疗思路来源于古代针灸的"浮刺""毛刺"的理念,现代临床又叫"揿针"。其特点是刺激量小,微痛或无痛,可以留针数日,对穴位起到持续刺激的作用,适用于慢性疾病需要长期治疗,或者较忙没有时间每天来医院治疗的患者。耳穴、体穴均可使用。

临床上,急性结膜炎,除了可以耳尖放血,还可以在养老穴埋针,所有眼痛均可在太阳、头光明穴揿针,保留几个小时或者 1～2 天。

急性心脏疾病如心绞痛急性发作，可以在内关穴埋针。急性头痛、头晕可以在太阳、印堂埋针。慢性咽炎可以在廉泉、天突埋针；失眠患者可以在风池埋针；此外，还可以在耳穴心、肝、神门等埋针；眼部疾病在眼周穴位、养老埋针；慢性支气管炎、哮喘等可以在天府、云门等穴位埋针；鼻炎可以在迎香埋针；皮肤色素沉着、黄褐斑可以在局部埋针。

7. 头针

头针有两层含义，首先，是指针刺头部穴位的治疗方法，理论依据是传统针灸体系，针刺的一般是头部十四经穴位。第二层含义是针刺头部特定部位区域的治疗方法。不同流派的头针疗法依据不同的理论，现代常见的流派有：焦顺发头针、方云鹏头针、朱明清头针等，多基于现代脑科学的大脑皮层功能定位、全息理论等。

头针的适应证广泛，临床对于与"脑""心""神"相关的疾患，均可尝试使用。头针对中风后遗症疗效明显，此外，对口眼歪斜、肢体麻木、失语、颅脑外伤后遗症、小儿神经系统发育不全、脑炎后遗症、头痛、失眠、各类耳病、各类眼病等也有一定疗效。

上述两层含义的头针，我在临床均有应用。前者如：神庭、印堂调神，治疗神志疾病；百会治疗高血压、内脏下垂、眩晕；四神聪治疗失眠；目窗、当阳治疗眼病。后者，常用焦顺发头针结合国标头针。如：足运感区治疗腰腿痛、肢体麻木。晕听区治疗耳鸣、耳聋、眩晕等病症。视区即类似的枕上正中线、枕上旁线治疗眼病、视网膜疾病、顶颞后斜线（运动区）、顶颞前斜线（感觉区）等分为五等分；上 1/5 治疗下肢疾患，中 2/5 治疗上肢疾患，下 2/5 治疗头面部疾患。焦氏和国标两种头针体系有区别亦有联系，都是有标准区域线型的取穴定位，针法上不强调明确的针感，要求无痛操作，在临床上可单独运用，也可与体针等其他针种联合协同运用。由于头皮部位血管比较丰富,头针在起针时,需要注意按压针孔,防止出血。

8. 腕踝针

腕踝针疗法兴起与20世纪六七十年代,是结合了四肢躯干的阴阳关系,在腕部和踝部,各定了六个刺激点,并将身体由前向后划分为六个纵区,相应区域的疾患采用对应的刺激点进行治疗,横膈为分界线,横膈以上用腕部刺激点,以下用踝部刺激点。其理论来源于《内经》的"皮部""标本根结"理论,刺之可以调整相应经脉之气及与之相联属的脏腑功能,有扶正祛邪之功。

除了需要正确掌握腕踝六个刺激点的进针位置、针刺方向、人体六个区域的划分和具体病症外,腕踝针的特点是无痛针刺,因此对针法有特殊的要求。腕踝针要求将针灸针平刺于皮下,针下有松软感为宜,不可让患者有酸麻重胀的感觉,不用提插捻转的手法,针刺的层次个人理解是在表皮与肌肉之间的脂肪层。对于一些不方便进针的部位比如三阴交穴,我在进针时采取镊子夹持针体进针,能够做到快速刺入皮下,然后再用手指调针至合适位置。我临床还常将1寸针灸针平刺入皮下,留针12~24小时,可以看作是腕踝针的拓展应用。

腕踝针的适应证较广,对全身各部的病症,各种痛证、运动感觉障碍性疾病等均有较好的临床疗效。

9. 拔罐疗法

拔罐疗法是以罐为工具,利用燃烧、挤压等方法排除罐内空气,造成负压,使之吸附于穴位或体表特定部位,产生刺激作用,使局部皮肤充血、瘀血,从而达到使机体气血运行旺盛、经脉通畅作用的一种治疗方法。现代研究表明,拔罐时的负压、温热刺激,可以使局部血管扩张,毛细血管通透性改变,从而达到调节局部微循环状态,加强新陈代谢,增强机体的抵抗力的作用。

拔罐疗法操作简便,无针刺的疼痛感,患者易于接受。临床广泛用于治疗各种痛证和运动系统疾病,如各种骨关节炎和肌肉劳损等病症。此外,在腹部神阙穴部位拔罐还可以治疗如荨麻疹等皮肤病。拔罐疗法不仅可以治疗疾病还可以预防疾病,比如:中老年人每周1次在颈肩部及背腰部拔罐可以温通气血,强身健体。

常用的拔罐器具有竹罐、抽气罐、玻璃罐等。在具体治疗时可以根据病情和治疗部位选择合适的拔罐类型,比如:大椎穴一个部位可以单罐,背部督脉、足太阳膀胱经区域可以排罐。此外,还可以配合一些活血化瘀的中药比如红花油来走罐。如果刺络放血治疗时选择抽气罐更加安全和方便,易于消毒。拔罐疗法简单有效,但是在操作时注意酒精棉球需要稍拧干,罐口不要沾上酒精以免烫伤皮肤,留罐时间一般为10分钟,以免局部皮肤起泡和破损。对于体质较差者,糖尿病及血液病的患者,应注意拔罐的吸力不要太大,留罐时间不宜过长,局部皮肤清洁等问题。局部皮肤有破损感染等不适宜拔罐,我也不主张在针灸针上面拔罐,针罐容易引起局部出血、皮下血肿和感染,应妥善处理。2010年,我曾见一老年患者,针罐后局部青紫随后感染,住院治疗数周,后于整形外科植皮方才平息纠纷,临床需慎之又慎。

10. 刺络放血

刺络放血是用针具刺破或划破人体特定的穴位或部位,通过挤压、拔罐等方式,放出少量血液来治疗疾病的一种方法。常用的刺络放血针具有三棱针、采血针、1 ml注射器针头等。根据不同部位病症的需要选择合适的针具。三棱针创口较大,适合浅表、放血量大的部位;采血针创口较小较浅;注射器针头创口较小而深。

刺络放血见效快,适应证为多种痛证及久病有瘀血的患者。如在颈椎局部和大椎穴刺络拔罐配合艾灸可以治疗颈椎病、发热。太阳穴刺络拔罐可以治疗头晕头痛、眼睛红肿。肩周炎可以在痛点局部刺络拔罐配合艾灸。腰部疾病可在委中刺络拔罐。皮肤病可以在曲池、尺泽、风市、血海等穴位刺络放血。曲池、尺泽、耳背静脉刺络放血有一定降血压的作用。耳尖、耳垂放血可以治疗睑腺炎。带状疱疹早起局部刺络放血拔罐可以减轻疼痛,缩短病程、降低后遗神经痛的发生率。腰阳关、大肠俞挑刺还可以治疗痔疮。

在刺络放血操作前后需要注意严格消毒。如果治疗部位有破损或者感染则不适宜刺络放血治疗。

11. 腹针

腹针疗法是在中医理论指导下,通过针刺腹部特定的穴位以调整气机阴阳,实现人体阴阳动态平衡,从而治疗全身性疾病的一种针灸疗法。

我在临床使用的腹针包括:首先,是腹部的经穴,常用的诸如上脘、中脘、下脘、天枢、气海、关元、水道、归来等。其次,是薄氏腹针,其根据全息理论提出的"腹针神龟图",有一定临床意义。薄氏腹针的"天地针(中脘、关元)""引气归元(中脘、下脘、气海、关元)"、腹四关(双侧滑肉门、外陵)、调脾气(双侧大横)等配穴处方,我在临床也经常应用。最后,就是对神阙的应用。我在临床常用灸法对神阙进行刺激。一般在肚脐内填丁香肉桂粉末,其上覆盖生姜或揉面饼,采用艾炷灸,可温阳补肾,调动神阙调整布散气血的作用。腹针的手法,有天、地、人三部针刺法,即根据病情分为浅刺、中刺、深刺,一般采用只捻转不提插,或轻捻转慢提插的手法,临床当细细琢磨。

12. 病案举隅

黄某某,女,公务员,初诊时 48 岁,因工作压力大及高血压病史,突发脑梗,半身不遂,经针灸综合治疗,半年恢复正常工作。现年 60 岁,12 年来,从开始的怕针,到后来每周针灸治疗 2 次。高血压、糖尿病、糖尿病眼病、高脂血症、耳鸣、便秘等慢性病症均控制平稳。皮肤色泽好,弹性佳。该患者的治疗方案即是采用多种针法综合治疗。采用了体针、头针、耳针、电针(天枢、足三里),腹针,针刺结束后再俯卧位,背俞穴针刺。疗效相当出色。

13. 结语

从我这么多年临床体会而言,首先,不同的针法,有其各自优势,从而有其自身的优势治疗范围。临床上我们掌握不同的针法,可以适应不同的疾病,从而扩大自己的治疗范围。其次,临床病人的情况也十分复杂,新病加旧病,基础疾病多。有些疾病临床不易治疗,诸如:高血压、脑病、糖尿病、胃肠功能障碍、耳鸣、睡眠障碍,以及眼科的视网膜色素变性、黄斑变性、青光眼、视神经萎缩等疾病,西医没有特效的治疗方法,而中医的治疗也相对比较艰难,均属于疑难杂症的范畴。而有些病人兼夹多种疾病。而有些患者长期使用某种针法疗效不佳,长期单用某种针法穴位的敏感性也降低了,都需要使用多种针法交替或叠加治疗,从不同的靶点、不同途径对病变脏腑经络气血进行干预,往往会出现新的转机或疗效,达到协同增效,乃至"柳暗花明又一村"之效。

作为一名长期在临床工作的医生,我认为,不同针种之间,不应该有门户之见,应当相互借鉴,取长补短、博采众长,这才是针灸临床的必由之路。

第四节 针刺安全及相关经验教训

　　针灸疗法是非药物疗法,相对安全且毒副作用较少,但临证中,也存在一定风险。这些风险和事故发生的原因是多方面的:或因医者操作不当,或因患者精神紧张、配合不当等。这些情况的发生,不仅影响患者的主观体验,影响针灸疗效,还会引起各种组织器官损伤,严重者甚至会危及生命。

　　本章节就我在临证中的切身经历,以及身边发生过的针刺风险和相关经验教训进行总结,希望可以供同道借鉴。

　　1. 针刺风池穴不当引起呼吸心跳骤停

　　患者,女,年龄 40 岁左右,头痛病史,患者行坐位针刺风池穴 10 分钟后,留针期间,呼吸心跳骤停,未抢救成功。因年代久远,无法考证针刺角度和深度,且缺乏尸体解剖的结果。

　　按语:风池穴为临床常用穴位,是治疗头面及脑病的要穴,针刺不当极易造成针刺事故。在临床实践上,务必注意风池穴的定位和解剖。风池穴位于后颈部,在胸锁乳突肌与斜方肌上端附着部之间的凹陷中,深层为头夹肌;有枕动、静脉分支;布有枕小神经分支。风池穴的进针层次依次是,皮肤和浅筋膜、斜方肌与胸锁乳突肌之间、头夹肌、头半棘肌、头后大直肌、寰枕后膜。针刺时,当针尖方向朝向对侧眼球时,正好与椎动脉及延髓下段所在部位相对应,操作不慎针尖极有可能进入枕骨大孔,然后经硬膜外腔、硬膜、蛛网膜、蛛网膜下隙,可到达延髓。这时患者可有明显的触电感,出现猛烈惊跳,重者出现心慌、出汗、面色苍白等休克症状,甚至危及生命。推测分析此案例中患者可能是针刺风池时出现了针刺事故,损伤了延髓中枢,从而引起呼吸心跳骤停的不良事件。针刺风池较安全的角度为朝向鼻尖方向针刺，针刺深度不超过 35 mm；或者向对侧风池穴横刺。个人认为，针刺风池时，中穴即止，不过分要求针感，不过分追求针感传导，不可因过度追求所谓"疗效"，而忽略了针刺安全。

2. 针刺背俞穴不当引起气胸

患者，女，慢性荨麻疹病史，经常反复发作，瘙痒难忍，痛苦不堪。后经熟人介绍于我门诊寻求针灸治疗。我诊察病情后，辨证论治，给予患者处方配穴，拟疏肝养血健脾为治疗原则。治疗分两组穴位，仰卧位取穴：曲池、外关、足三里、血海一组；俯卧位取背俞穴，以调节脏腑功能。针刺选用 1 寸无菌针灸针，针背俞穴肺俞、脾俞、肝俞、肾俞、心俞等穴位，中穴即止。患者比较瘦，我在针刺的时候还特意注意了深度，扎得比较浅。患者在第 3 次针刺结束后，回家路上自觉呼吸不畅，气短气喘，骑车费力，打电话给我咨询。我让她来院急诊行胸部 X 线检查，检查结果果然是气胸，压缩了 28%。急诊给予吸氧、输液、抗感染等治疗，嘱回家休息，不能剧烈运动，连续治疗 3 天后复查胸部 X 片，结果提示气胸没继续发展。嘱患者继续观察 10 天后症状明显改善，后未做特殊处理。

按语：在临床上，对于前胸部和上背部的腧穴，尤其要注意针刺角度和方向，所谓"胸背如饼，腹如井"。医者应熟悉人体的解剖结构、穴位定位，根据患者体质、身材肥瘦、穴位所处部位，选择合适的针具和针刺角度，给予直刺、斜刺或平刺，尤其是背俞穴，较为安全的角度是朝向脊柱方向 45°～60°角斜刺。切不可过分追求针感而刺入太深，防止针刺意外事故的发生。在遇到患者上背部针刺过程中或针刺结束后有胸闷、气短等症状，要及时起针，急诊对症处理，不可因怕担责任而延误病情，影响救治。上述女患者，形瘦体弱，本人已经提前注意，但还是出现气胸的问题。究其原因，一是针刺角度深度还是没掌握好；二是患者太瘦，分寸掌握不易；三是针刺过程要嘱患者勿动、勿咳嗽，留针时间不要太长。

3. 针刺腰部腧穴不当引起断针

患者，男，36岁，腰部针刺后出现滞针，无法拔出，于当地卫生院、县级医院局麻切开局部组织，但未能取出。进一步就诊于江苏省人民医院，多排CT中腹部平扫显示：左侧腰大肌内见细条状高密度影，长约 2.5 cm，结合病史考虑异物，周围密度增高，考虑出血，左侧腰大肌及髂肌周围多发渗出，左侧腰背部皮下少许渗出伴积气。骨科会诊后，考虑异物在体内 1 周余，CT 提示异物位于腰大肌内 L4 水平，平椎体前缘，异物位置较深，如需取出创伤较大，建议先保守治疗。患者于 1 个月后复诊，查腰部 CT 显示，左侧腰大肌内细条状高密度影，结合病史考虑异物，较前基本相仿；周围软组织肿胀，伴混杂密度影，较前吸收减少。建议继续保守治疗。

按语：目前因为一次性针具的普及、临床针灸医师综合平均水平的提高，发生断针的情况并不常见。本病例发生在 2022 年，较为罕见。本案患者在滞针后未给予恰当处理，进而发展为断针，外科手术也未能取出，后断针位置较深，且位置固定未移动。骨科会诊多次后，考虑到切开骨髂肌出血量较大，且针灸针细软，定位较为困难，无法准确取出，只能继续观察，如若针灸针后续在体内移动，影响其他重要脏器功能，再做打算。临床上断针的常见原因有：针灸针质量问题、滞针未得到及时正确处理等。针刺坚硬的组织时，针刺较深，则弯针的可能性比较大，可顺着针刺方向拔出，安抚患者不要紧张。断针的处理尤其要注意，如若发现断针，针根部断开，尚能见部分针身露出体表，可用镊子夹住针身及时拔出。对于中风硬瘫的患者，肢体不能自主控制，容易出现抽动，更要注意。针刺不能太快太猛，进针慢，刺激量不能大。

4. 耳针、耳压感染及耳压胶布过敏

患者1，面瘫病史，针刺穴位：面部加耳穴。患者在周末时，又找其他医生针刺耳部腧穴。后出现耳部红肿，耳廓疼痛，耳穴气管穴区可见明显的破溃与脓性分泌物。处理：耳穴碘伏消毒，每日3～5次，急诊输液抗生素、抗感染治疗3天。

患者2，一侧耳压后出现感染，耳穴感染处有明显压豆压痕。处理：碘伏消毒，口服抗生素预防处理。

患者3，近视病史，行耳穴压豆治疗，穴位选取：神门、肝、眼、目1、目2、额区。患者诉耳压在耳廓额区、眼区皮肤红肿，耳廓充血，明显较另一侧耳廓肿大。患者手机拍摄图片与我交流。我要求患者碘伏消毒，2天后来院观察。患者来院后，经仔细观察，患者耳廓无疼痛，红肿明显，分析患者可疑为胶布过敏，接触性皮炎。后红肿消退，无不良反应。

按语：在给患者进行耳穴操作时，应严格注意穴位消毒。临床上可以碘伏直接消毒处理，再进行针刺治疗。嘱患者针刺后，耳廓注意保持干燥清洁。行耳穴压豆治疗的患者，嘱患者进行耳压操作时，用一手拇指和食指在耳廓前面和后面对按，切不可捻转按压，以免损伤耳廓表皮，造成疼痛和感染。另外，给予患者长期耳压治疗时，宜双侧交替进行，一次耳穴压豆按压数日后，宜去除胶布，换另一侧耳廓贴压耳穴压豆，使耳廓表皮透气，令耳穴肌肤气血得以休整。如此往复，可避免耳穴按压皮肤破溃可能产生的感染，亦使耳廓耳穴保持相对敏感性。

5. 拔罐起泡感染

患者,腰腿痛病史,针刺拔罐后出现皮肤水泡。患者未进行正确处理,造成局部组织感染,后局部皮肤出现溃烂,就诊整形外科,予植皮治疗。

按语:拔罐是针灸科常用的外治疗法,通过负压的作用吸拔人体穴位,或应拔部位的体表,产生刺激,使被拔部位的皮肤充血、瘀血。临床一般留罐 10～15 分钟,吸附较紧而留罐时间较长,易造成皮肤起泡。对于医者而言,应严格掌握拔罐的强度和时间,不能因工作忙而遗漏拔罐患者,可要求患者自行用手机掌握时间,到取罐时间时呼喊医者;严格掌握拔罐适应证和禁忌证,仔细询问病史,尤其是糖尿病、皮肤病、血液系统疾病等患者,老年人皮肤感觉减退,尤其要注意拔罐安全。就患者而言,不能盲目认为留罐时间长就等于效果好,一味追求留罐时间。对于已造成拔罐后起泡的情况,如米粒大小的水泡不需要特殊处理,可每日进行碘伏消毒,让水泡自行吸收;如水泡较大,晶莹剔透如黄豆大小,可用无菌注射器吸出组织液,并要求患者局部保持干燥清洁,不要覆盖纱布敷料等,影响皮肤透气,并要求患者随诊,水泡没有好转或症状加重及时就医。临床对于针刺后再拔罐者(针罐),以及红外线灯的使用,也应注意时间、距离、高度,以及患者不同的个体差异问题。

6. 漏针未取

漏针未取在临床比较常见,多出现在头部,患者针刺头部腧穴后,因患者头发遮挡针具、医生未仔细寻找针具,从而出现取针时头部针灸针留针未取。患者治疗结束离开诊室,有的是在卫生间照镜子发现,有的是在整理头发时发现,还有在公交车上经其他人提醒头部有针,再有患者是到家后才发现头上有针。患者遇到这些情况打电话询问医生，医生可教其自行取出，或请患者再次至医院取出。甚至可以我们自己上门取针，以免造成不必要的纠纷。

在针刺后，应按照顺序，从头到足、从上到下开始取针，并仔细检查有无遗漏。医者要做到针刺部位心中有数，尤其是前胸部、后背部穴位，针刺后用衣服遮盖，容易造成遗忘。头部腧穴针刺时，针刺角度常平刺为主，针灸针易夹杂在头发中，尤其是老年患者头发花白，针灸针柄为银色时，更容易遗漏。在取针完成后，嘱咐患者再自行检查全身各处有无针具遗漏。另外，在医者本人无法取针的情况下，如病房会诊时，应仔细交代针刺部位，写明各个针刺部位针数，做好记录，再交代其他人员到时间取针，并处理好废针，或改日亲自回收，或交代放置于锐器桶内，不可随意丢弃，以防刺伤。不论门诊多么忙碌，需要认真处理好每个患者，完善医疗全过程，任何医疗差错均会影响我们的声誉。

7. 晕针

晕针是针灸临床最常见的针刺意外，患者出现针刺过程中短暂性的晕厥、大脑短暂性的缺血表现。引起晕针的原因有很多，如患者初次接受针灸，过度紧张；体位不恰当，患者不适应；医者手法过重，针感强烈；患者空腹针灸，出现低血压、低血糖反应；患者痛觉敏感，不能耐受针灸等。

在此提醒各位同道，对于初次针灸的患者，要加强沟通，缓解患者紧张情绪，并安排卧位针刺，减少晕针发生。体位宜选择患者舒适的体位，且医者容易操作。医者针刺手法不宜过重，应循序渐进，不要盲目追求针感。针刺前仔细询问患者是否有饥饿、过饱、疲劳等情况，及时调整处理。对于痛觉敏感的患者，做好心理疏导，加强沟通，帮助患者克服针刺恐惧心理。针刺过程中，医生责任心至关重要。

留针期间必须眼观四方、耳听八方。患者坐位针刺时,一定要多加巡视,对于出现头晕、恶心呕吐的患者,首先迅速取针,快速让患者平卧,喝点温水、糖水等对症处理。

8. 穴位注射损伤神经

穴位注射疗法是以中医基本理论为指导,以激发经络、穴位的治疗作用,结合西药针剂或中药针剂及注射方法而形成的一种独特疗法。穴位注射疗法常可辅助治疗多种病症,临床上常用甲钴胺(维生素 B_{12})等穴位注射治疗神经系统疾病,如面神经炎、神经根型颈椎病、坐骨神经痛、各类外周神经损伤等。在进行穴位注射时,尤其要注意不能损伤神经。

我认为,在进行穴位注射时,应注意避免使用刺激性较强的药物。注射药液不宜注入关节腔、脊髓腔和血管内;在神经干旁注射时,必须避开神经干,或浅刺至不达神经干所在的深度。如针尖触到神经干,患者有触电感,就须退针,改换角度,避开神经干后再注射,以免损伤神经,带来不良后果。穴位注射时,按照穴位所处的部位,每个穴位一次注入药量为 $0.1 \sim 0.5$ ml,最多不超过 1 ml,宜进行多点少量注射。

9. 各种治疗方法引起烫伤

针灸临床上应注意各种烫伤的可能性,如:艾炷灸、艾条灸、温针灸和远红外线灯等。艾炷灸是临床常用的施灸方法,艾炷灸可分为直接灸和间接灸。直接灸用得最多的是麦粒灸,是用艾绒捻成麦粒大小的艾炷,置于皮肤上,点燃烧尽,局部皮肤发红甚至烫伤起泡,也成为发泡灸。间接灸可分为隔盐灸、隔姜灸、隔药饼灸,如操作不慎,艾炷掉落,可发生烫伤事件。艾条灸,临床上多嘱咐患者回家自行操作,自行操作过程也存在烫伤风险。温针灸是在留针过程中,将艾绒搓捻裹于针柄上,形成枣核大小的艾炷,点燃下端,通过针体将热力传入穴位。也可将切一小段艾条放置于针炳上。使用温针灸时,尤其要注意燃烧的艾绒、艾炷或未燃尽的艾灰掉落,烫伤患者。远红外线灯是临床常用的发热设备,治疗过程中灯头距离皮肤太近或因患者敏感性差异,也容易烫伤皮肤引起水泡。

　　临床中一定要避免出现烫伤事故。嘱咐患者自行进行艾条灸的患者,要给予详细的指导。使用温针灸时,针灸针要稍粗(针的直径至少 0.3 mm 以上),放置艾绒或艾炷后针身直立不倒,且燃烧的艾炷与皮肤间隔 2～3 cm 左右。准备好硬纸板,如果患者自觉艾灸温度较高,要及时把硬纸板垫于皮肤和艾炷之间。对于老年人和皮肤感觉障碍的患者,尤其要注意远红外线灯与皮肤的距离,避免出现低温烫伤。我科室有个同事接诊一名重度带状疱疹后遗神经痛患者,患者 60 岁左右,男性,疼痛位置在腰腹部,需要服用倍量曲马多才能止痛,针刺时用红外线灯照射,针刺期间询问患者 2 次是否感觉烫,均回答没事。起针时皮肤表面也无特殊异常,回去之后局部起泡,直径 1～2 cm,外科诊断为低温烫伤,前后换药 1 个月才痊愈。该患者即是使用吗啡后,局部皮肤感觉障碍而对烫感不明显,所以不能完全按照患者主观体感调整灯的距离,艾灸的刺激量。临床需要考虑周全,谨慎对待。

10. 电针调节问题

　　电针是针灸临床常用的治疗仪器,在针灸针上通以微弱的电流,达到刺激穴位、治疗疾病的目的。使用好电针的电流大小,可以起到加强疗效的作用。我认为需要按照患者病情,选择合适的频率;调节电流大小,需要缓慢地从小到大慢慢调节,且边调节,边观察电针的穴位周围肌肉是否跳动,并询问患者是否有感觉。等

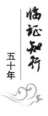

观察到局部肌肉出现轻微跳动，患者自觉有跳动感且能耐受，即停止调节。切不可把电流调过大，引起肌肉猛烈收缩，引起晕针、滞针或断针，甚至损伤神经干，引起不必要的针刺事故。在临床我们发现有些患者电针的穴位会出现麻触的不适感，此时应去除电针电极夹，运用行针的基本手法，将该穴位的针刺重新调整好，然后再重新接上电针夹。另外，临床中应注意掌握好电针的操作宜忌。

11. 结语

医疗安全是临床诊疗的基础，也是和每个临床医生切身相关的问题，故讨论针刺风险，分享相关经验教训，是有一定意义的。就主观因素而言，我们医者的责任心和态度是避免出现各种针灸事故的关键。客观而言，在针灸临床中，对于进行针刺治疗过程中的患者，要多加巡视，要多问多观察，遇到情况及时妥善处理，细心、耐心安慰患者，医患和谐，方能保证安全，针到病除。

第五节　临床配穴思路

针灸临床中，如何选择合适的穴位治疗疾病，如何把单一的穴位串联起来，使其发挥协同治疗效果，是一个值得探讨的针灸临床问题。在此分享一些我的个人在选穴配穴上的经验和体会。

1. 选穴

"穴位所在，主治所在；经络所过，主治所及"。常用的选穴方法有：近部取穴，远部取穴。

近部取穴，就是指取病变局部和邻近的相关穴位，这是临床治疗中的首选，尤其适用于病变比较局限、体表部位反应比较明显的部位，比如：鼻塞选择迎香；面瘫选择下关、阳白、太阳等面部穴位；对于疼痛性疾病,我一般首选压痛点,即以痛为腧。

远部取穴,即选取一些距离病变部位比较远的穴位。很多穴位,尤其是肘膝关节以下的穴位,不仅能够治疗局部病证,而且还可以治疗相关经络循行所过远道部位的病证。如:腰腿痛,根据经脉循行和病变部位选穴。腰痛沿着大腿小腿的后侧放射,则属足太阳经腰腿痛,治疗当取足太阳的肾俞、秩边、承伏、委中、昆仑、承山等穴。腰痛沿着髋部、大腿外侧、小腿外侧和外踝部放射,则是以足少阳经为主,治疗当取足少阳的环跳、风市、阳陵泉、悬钟、丘墟等穴。此外,还有较为罕见的腰痛连接腹股沟,沿着大腿的前外侧、胫骨的前缘、足背放射者,以足阳明经痛为主,治疗当取足阳明的足三里、气冲、扶突等。此外,咳嗽咳喘针孔最、急性腰扭伤针人中,也均为远部取穴的临床应用。

临床中还有许多全身性疾病,比如:发热,失眠,多梦,自汗/盗汗等等,往往难以辨位,不适合这种近治远治的方法,这个时候就必须按照中医辨证,将其归属于某个脏腑或经脉进行取穴治疗。比如说:心肾不交的失眠,辨证归心、肾两经,则取心经的神门、肾经的太溪。

而针对一些特殊的症状,也可以结合临床经验,选取一些对某一方面有特殊效果的穴位,比如说:发热用耳尖放血,取大椎、曲池、合谷、外关;昏迷取水沟、十宣、素髎;脱证取关元、百会、神阙;自汗取足三里、关元;盗汗选取阴郄、复溜;气病取膻中;血病取血海、膈俞;筋病取阳陵泉;便秘取支沟、天枢;痰多取丰隆等。

2. 配穴

配穴是选取两个或者两个以上穴位配伍应用的一种方法。可选择主治相同或者相近,具有协同作用的腧穴,其目的是加强腧穴,提升临床效果。配穴是否得当,直接影响临床疗效。

临床配穴的方法,有本经配穴、表里经配穴、上下配穴、前后配穴、左右配穴、经验配穴等等。配穴要处理好主次关系，宜少而精，多而不杂，突出主要腧穴的作用，适当配伍其他腧穴。

本经配穴法：一般用于明确的脏腑经脉发生病变，而未侵袭其他脏腑。此时，选取该病变经脉上面的腧穴即可，如：肺病咳嗽，取中府、尺泽、孔最、列缺、太渊。胃病胃痛，取梁门、足三里、梁丘。

表里经配穴法：相互表里的两经相互络属于同一对脏腑，而互为表里的一脏一腑在生理功能上相互配合，在病理上可相互影响。表里经配穴即以此为依据，如：肝病选取太冲、行间，配与其相表里的足少阳的阳陵泉、足临泣。

同名经配穴法：以同名经同气相求，同气相通的理论为依据，以手足同名经腧穴相配。如：牙痛、前额痛，取手阳明经的合谷配足阳明经的内庭；后头痛，取手太阳经的后溪配足太阳经的昆仑。

上下配穴法：将腰部以上或上肢腧穴与腰以下或下肢腧穴相配。如：胃痛取内关配足三里，牙痛取合谷配内庭，脱肛或子宫脱垂取百会配大肠俞或长强。八脉交会穴更能说明此配穴方法上下配穴的奥妙，如：内关配公孙，外关配足临泣，后溪配申脉，列缺配照海等。

前后配穴法：选取胸腹腰背，前后部位的穴位，配伍应用。亦名腹背阴阳配穴，以治疗脏腑疾患，例如：胃痛前取中脘、梁门，后取胃俞、胃仓；咳喘前取天突、膻中，后取定喘、肺俞。

左右配穴法：一般取穴双侧同用。而一些情况，则左右不同的腧穴同时并用。如左侧面瘫，取左侧颊车、地仓，配右侧的合谷穴；左侧的偏头痛，取左侧的头维、率谷、风池，配右侧的足临泣、侠溪。这既是经脉循行左右交叉的特点，也是左病右取，右病左取，左右同取，加强协同作用。

远近配穴法：是以病变部位为依据，在病变的部位或远部，同时选穴成方，是临床广泛应用的一种方法。可以治疗头面、四肢、躯干、脏腑病证，如：胃痛取中脘、足三里、内庭；鼻塞取迎香、列缺、合谷；头晕头痛取百会、太冲；腰痛取肾俞、腰俞、腰阳关、委中、昆仑、水沟、后溪等。

三才配穴法：指天、人、地，三个重要穴位的配伍应用。本法出自元代窦汉卿《针经指南·标幽赋》"天地人三才也，涌泉同璇玑、百会"。百会为天才，璇玑为人才，涌泉为地才。对一些阳虚、气虚、精神疲惫、气机不畅的慢性虚损性疾病常用此三才穴位，是以针灸，有利于升阳理气，温通经脉，振奋精神，阳气平和。临床在治疗脑血管意外后遗症时，还可以模仿三才配穴法，选取头针、腹针、足针，联合运用，有利于感觉运动障碍的半身不遂，肢体功能的康复。

气血配穴法：《灵枢经》指出，针灸穴位"同其经脉，调其血脉"的作用，可以选用与气血的生理功能、病理变化相关的腧穴配伍，以治疗气血不调，气血不足的疾病。比如：胸膈痞闷，乳汁不畅，呃逆反胃，用气会膻中、血会膈俞，配合应用，有利于宽胸理膈，疏肝和胃，调气和血的作用。又如：气海配血海，加风池、曲池用以治疗肌肤瘙痒、过敏性皮疹，可以起到祛风活血、止痒抗敏的作用。另外，足三里（阳明多气多血）、三阴交（太阴，多血少气）两穴相配，一气一血，一阴一阳，一脏一腑，一表一里。诸虚百损，脏腑功能减退者，常用之，可以提高抗病能力，配伍百会、膻中、中脘、关元更佳。

根结配穴法：根据《灵枢·根结》根指四肢末端的井穴，为经络之气始发穴位，结是头面、胸腹部相关穴位，为经气的归结穴位。临床"急则用根，缓则用结"。如偏头痛，足窍阴配角孙；前额痛，阳白配厉兑；后头痛，风池配至阴；头顶痛，百会配太冲；胃脘痛，梁门配厉兑；痛经，气海、中极配至阴、地机。

特定穴法：特定性是指全身腧穴中具有特殊作用的腧穴。历代针灸医家十分重视特定穴，并为临床所常用。特定穴包括"五腧穴"

"俞、募穴""原、络穴""八会穴""郄穴""八脉交会穴""下合穴""交会穴"等。特定穴的主治作用与一般腧穴比较,具有相对特异性。它们在十四经穴中占有重要位置,可以说是十四经穴中的重点穴、代表穴、特效穴、常用穴。特定穴是一大类内容,是古人留给我们的宝贵财富。

此外,本人在临床还有一些行之有效的经验配穴。如治疗脑部疾病:常用五星穴(百会加四神聪),也常用百会穴前后左右各 2 寸处的五个穴位,百会穴前后左右各 3 寸处的五个穴位,以及百会加双耳尖上两寸、神庭、风府,亦是五穴,对于脑血管病、神志病、失眠、抑郁症、焦虑症等有一定疗效。可酌情辨证配伍肢体相关穴位,比如四关穴(合谷、太冲)、神门、三阳络、三阴交以通调气血、醒脑通络的作用。此外,头部的智三针(神庭、双侧本神),颞三针(耳尖直上入发际 2 寸及同水平前后各旁开 1 寸),脑三针(脑户、双侧脑空)也是我临床常用的。

临床需根据各个病人的具体情况辨证选穴的原则,灵活运用。不管急性病、慢性病、复杂性久病,我们都可以根据以上选穴配穴的原则,有效则守方,无效则变更选穴思路,甚至可以多法联用,如:耳针、体针、头针、腹针联合应用等。治疗频次可每天一次,或隔天治疗,或一周 2~3 次。病情需要也可一天针 2 次,上午下午各 1 次。

第六节　针刺手法心得

针灸的起效,我认为针刺手法是很重要的一个环节,故单设一节来聊聊我自己的看法。

不同的针刺方法,对手法要求不同,对得气的要求也不尽相同。比如腕踝针、腹针都属于针感比较轻柔的针刺方法。我们这里只讨论体针。

个人认为，就传统体针而言，得气（又名"气至"）是针刺的必要条件，也是临床疗效的保证，所谓"气速至而速效，气迟至而不治"。针刺入穴位后，开始是顺畅无阻力的，到达一定深度位置后，医生手下会感觉滞涩感，同时患者会感觉酸麻重胀感，大部分是局部的感觉，少部分穴位会出现传导现象，此即为得气。不同的穴位得气感觉不一，但总体不出"轻滑慢而未来，沉涩紧而已至……气之至也，如鱼吞钩饵之浮沉；气未至也，如闲处幽堂之深邃"。

为了达到气至，就需要一定的针刺手法。针刺手法一般会带来较强的针感，需要提前和患者做好沟通。我常用的手法主要是提插和捻转。提插是纵向的针刺手法，通过不同深度，对穴位进行刺激。幅度一般建议从小到大，得气则止，然后留针。如果提插不能得气，我一般就会增加捻转手法，捻转更多的是横向的刺激。提插结合捻转，一般可以达到得气，如果还无针感，可以单向捻转搓针。但要注意起针时滞针的问题。

针刺手法有一定的补泻，针刺的补泻方式众多，流派也很多。这里我只谈一谈我在临床中通常使用的手法。首先，我认为针刺手法补泻的核心，一是机体的状态；二是不同穴位特点，三是对穴位刺激量的大小。一般提插捻转的幅度大、频率快、针刺深度深、电针电流大，则刺激量大；而幅度小、频率低、针刺深度浅、电针电流小，则刺激量小。其次，刺激量的大小，需要结合病情、患者气血盛衰、患者的耐受度，甚至个人需求，综合考量。一般来说，刺激量较小且痛感比较低的针法有腕踝针、腹针、头针、皮内针等。而体针、耳针则相对刺激量较大。患者如果第一次接受针灸疗法，可以选择痛感相对小的针法，体穴取穴宜少而精，可以浅刺多行针。可采用半寸针具，只捻转不提插，幅度小。针刺结束后可使用耳压。针刺前对患者做好解释说明工作。

临床上不同的患者也有不同的特点，需要因人而异。比如：男性相对女性怕针；初次针灸者刺激量不宜太强；儿童怕针，宜弱刺激；急性病刺激量宜大而慢性病宜缓。气血偏盛年轻患者敏感性强，针刺耐受度差，所以刺激量宜小而轻；而中老年患者耐受度大一些，加上老年病的折磨，心理需求度大，所以刺激量相对可稍偏大。我有一位患者，60多岁的女性，长期接受针刺，每次她要求刺激量要大，需要上4～6组电针，每个电针开到几乎最大，她才能感觉舒适。并且在如此强的刺激下，她的脉还沉实有力。治疗急性疼痛刺激量需要大，如：泌尿系结石肾绞痛的患者，使用耳针的刺激量要大，同时应用运动针法，即扎上针后让患者走动活动，止痛排石效果更好。

综上，结合各方面需求，在提前和患者沟通的前提下实施针刺手法，调整刺激量，以患者舒适为宜，不要过度刺激。最后，强调一下，留针的过程中，我建议应该间歇行针1～2次，以保持得气感，增加疗效。此外，在考虑针刺刺激量及运用电针时，需要注意患者的个体差异，把握适应证与禁忌。

第七节　灸法小论

在针灸疗法中，针是一个概念，灸是一个概念，两者各有所长。灸法是用艾叶制成的艾绒、艾条、艾炷点燃后产生的艾热刺激人体穴位或特定部位，通过激发经气来调整人体气血，从而达到防病治病目的的一种治疗方法。

《灵枢·官能》所谓"针所不为，灸之所宜"，即有些病针刺疗效欠佳的话，用灸法可能更合适。孙思邈有云："若针而不灸，灸而不针，皆非良医也"。当今针灸临床可能由于患者多，工作忙碌的缘故，"但见针刺形，不闻艾绒香"。临床"重针轻灸"的思想不可取，虽然艾灸需要医者花一些心思和时间,但灸有其的自身优势和适应证。艾灸具有针刺不可替代的作用。多年前我曾遇到一位患者,是位体力劳动者,当时他两侧肩胛骨中间疼,也就是督脉的位置不适,我用背部穴位和红外线灯照射后,效果都不明显,我就用艾条给他的痛点做温和灸,灸治了半个小时左右,症状立刻就得到缓解。所以我觉得,艾灸除了温度以外,还有艾草的药物作用,红外线灯的温热是不能完全代替艾条的。古人选"艾"作为灸材凝聚着其对自然界的深刻理解,艾叶性温、止血温经、通经散寒、活血止痛,可提升人体正气;同时艾叶易燃,其性味芳香、辟秽、解毒,外可驱逐寒邪,内能温通气血,活跃脏腑经络气血运行。艾草的药力叠加灸火的温热可以促进局部及深层经络、穴位气血运行,从而改善神经、各组织器官的功能。

在临床使用的过程中,通常将新鲜的艾叶晒干、打碎制成艾绒,之后可以直接将艾绒搓成圆锥体——即艾炷,直接放置在体表或在其与体表之间放置姜、蒜、盐等。也可以将艾绒用桑皮纸裹起来,形成艾条,在治疗区域进行温和灸。由于艾叶本身具有温通经络、芳香辟秽的功效,因此在现代的临床应用中,为了加强艾条的疗效,可以将温通类、芳香类的中药,比如沉香、干姜、广藿香、木香、乳香、丹参、生川乌等打碎成粉,与艾绒混合形成药艾条。

1. 灸器灸法

临床上灸具繁多,各有特色,但有些灸具升温快、容易烫、火力不持久。所谓"久火为之灸",温度过高患者很难坚持,并易将皮肤烫伤。因此临床需要选择合适的灸器灸法,在一定热力的基础上,让艾灸的热力和药力从浅至深,由体表到筋骨再到脏腑,逐层渗透,方能达到更好的疗效。

临床上，我们艾灸一般不用灸具，而是选择手持艾条，行温和灸或实按灸，可手持一根或 2～3 根艾条，艾条的根数决定了火力的大小，根据部位、病症灵活掌握。这种由医者亲自施行的艾灸方法能够帮助医者深入了解病情，让医患间随时交流艾灸感受，医者可根据患者的反应随时调整艾灸方法，同时建立与患者的深度链接，是使得人力、手力、心力，三力合一的高级治疗方法。施灸时，双手配合，注重"灸感""得气""感传""灸热渗透"的临床效应。而直接灸是将艾炷直接放在穴位或患处进行直接烧灼，但因其灸后易化脓、起泡，难以被现在大部分患者接受，因此较少采用。目前临床中多用间接灸，间接灸又称"隔物灸"，常见的有：隔姜灸、隔蒜灸、隔盐灸、隔附子饼灸。和直接灸操作方法不同的是，间接灸首先将姜片、蒜片、盐、附子饼放在穴位上，再将艾炷置于其上，以穴位为中心，治疗的面积较大，有艾叶和所隔物质的双重功效。温针灸是针刺之后，把艾绒固定于针柄，将针刺与艾灸相结合治疗疾病的方法。

此外，传统的艾灸方法还有麦粒灸。麦粒灸是艾炷灸的一种，只是艾灸炷体较小，像麦粒一样，但仍有大麦粒、小麦粒之分，灸粒大小的不同决定了不同的刺激强度。麦粒灸的刺激感代替了针对穴位的刺激，又称为"灸针"。临床麦粒灸需要用高质量的艾绒，优质的艾杂质少、纯度高、穿透力强、燃烧时间短。

除此之外，随着灸疗技术的发展，现代临床中诞生了一些行之有效的新型灸法。比如：江苏南京秦淮区中医院的动力灸疗法，是由陶琨教授在传统实按灸疗法的基础上，带领团队摸索多年形成的新型灸法。其在进行实按灸治疗的同时，用包裹着棉布的艾条在患处进行揉、点、按等操作，将实按灸和手法治疗结合，赋予实按灸新的内涵，较单纯灸疗或单纯手法推拿疗效更佳。由江西中医药大学陈日新教授带领团队首创的热敏灸疗法是临床另一种疗效确切的新型灸疗方法。热敏灸，又称热敏悬灸，其与传统灸法最大的不同是研究穴位敏化现象,在对敏化穴位进行艾灸时,会出现局部不热远端热、表面不热体内热,甚至灸感感传的现象。灸感感传现象的出现说明在灸疗的过程中,患者的经络被疏通,经脉中的瘀滞被清理,灸感灵敏而通达,是一种非常好的临床现象。近年来,各种保健灸也层出不穷,如"会阴灸""坐桶灸""葫芦灸""耳灸"等。我科现已开展"脐灸"治疗,用面粉捏成碗状,碗底中心掏空置于脐上,肚脐内填入温热扶阳的中药药粉,面碗内放入大艾炷艾灸,一次 2～3 壮,一壮半小时左右。施灸后,患者会感觉腹中暖热、腑气通畅、神安寐佳,有很好的补肾健脾的效果。

2. 优势病种

每种疗法都有其最佳的适应证,我们也称之为优势病种。下面我们来谈一谈灸法的优势病种。

首先,一大类是肌肉关节骨骼相关疾病。最常见的比如:落枕和颈型颈椎病,这类疾病比较轻,多因长期伏案工作,颈部气血不畅,阳气难至则不养,颈部气血凝滞失于濡养,叠加风寒而发。治疗上可不用针,使用灸法可以温通经络,艾条温和灸大椎,或将艾灸盒置于大椎上,即可增强颈部、脑部供血,缓解症状。胸部、腰椎处小关节、肌肉软组织、神经分布较多,所以脊柱疾患不仅仅是骨骼结构的问题,更多是软组织、韧带、肌肉的异常,从中医角度看是由劳累、受寒等诱发脊柱部位的气血不畅。在临床治疗上可用长蛇灸温阳通督,治疗强直性脊柱炎以及其他疾病引起的脊柱部位疼痛。做长蛇灸时应注意生姜和艾绒的比例,若生姜过多、艾灸过少,则灸火之力不容易深达体内;若生姜过少、艾灸过多,则皮肤容易产生烧灼感。"风寒湿三气杂至,合而为痹",对于腰痛、坐骨神经痛、腕关节、肘关节、肩关节、膝关节痛等属中医"痹证"范畴的病症,可应用温针灸、温和灸、艾箱灸等灸法,温经散寒,除湿通络。老年膝关节痛患者可在内外膝眼、阳陵泉处行温针灸,在保证安全的情况下,患者也可居家自行温和灸,酌情每天艾灸 1～2 次。临床上我曾有多位老年女性患者因膝关节退行性病变需要换关节,坚持温针灸、温和灸治疗后恢复了一定的行走功能。

其次,中焦疾患也是艾灸一大优势病种。中焦内藏元阳,胃腑、大肠腑居于其中,得温则通。可在腹部的中脘、神阙、关元行艾箱灸,以温补阳气、缓解疲劳,提高人体精气神。患者可持木质艾灸盒,调整艾灸盒与皮肤的距离,同时还可适当在不同穴位间进行移动。此外,气血得温则行,利用艾灸的思想,在人体的腰部、腹部施红外线灯、热罨包等温热治疗方法,虽然缺少艾草的药用功能,疗效稍逊,但同样具一定治疗作用。

除了上述病症外,五官科疾病同样可灸。太阳穴和眼窝附近的穴位先针刺后行温和灸,可治疗眼干燥症、视疲劳或黄斑病变等内眼问题,其效力强于单纯针刺。我在临床上曾做过观察,使用光学相干断层成像检查(OCT)比较艾灸前后眼底血流量的变化情况,OCT 结果显示,灸后即刻、1 小时、灸后 2 小时眼部血流和灸前相比,流速流量都有明显的提升。中耳炎及耳鸣、耳聋的治疗,也可以在针刺的基础上加灸,效果更好。我曾因"上火"出现鼻部脓包,用艾条灸治后好转。颞下颌关节炎的患者,可在颞下颌关节局部用隔姜灸重灸,姜片和艾炷都可大一些,或用艾条温和灸。在内科疾病方面,妇科疾病可以灸关元、气海、八髎穴;尿潴留可以灸神阙、中极;肾结石艾灸腰部压痛点及肾俞。急救可灸头部以升阳,比如百会、神庭、四神聪等。对于因"阳不入阴"的失眠患者可艾灸厉兑、涌泉,引火下行。

耳穴也可艾灸。在使用耳穴艾灸时需要注意,由于耳部穴位集中,很难只对某一个具体的耳穴施灸。因此在临床操作时,我常手持艾条在耳孔施温和灸,以对耳孔周围耳穴起到广泛刺激作用;或者手持艾条,对整个耳廓施灸,调整耳廓血液循环,促进耳廓内"阳性反应点"的气血流通,而耳体相通,耳脑相通,又能间接调整全身气血。对于慢性中耳炎的患者,可在针刺后艾灸耳孔,缓解脓液分泌的效果较单纯针刺好。市场上售卖的耳部艾灸仪一般很难达到足够的艾灸温度,效力有限,艾灸仪器的开发还有很大的研究空间。

3. 艾灸禁忌

随着国家目前大力发展中医,群众对健康养生也日益重视,很多地方开了许多艾灸馆,再加上商业宣传需要,大有"艾灸治百病""万病皆可灸"的趋势。然而,艾灸也有其禁忌。

首先,是"热证施灸"的问题。寒证、阳虚证可灸之,温阳温经以通气血。那么,热证能不能灸?这是个学术问题。我个人体会是,感冒发热患者可在大椎施灸,以发汗、宣发被遏阳气。带状疱疹急性期此类属热证者,可在疱疹的"头""尾"艾灸,遏制病变区域发展;带状疱疹后遗症亦可灸,以温养气血、促进神经生长、缓解疼痛。糖尿病患者皮肤的局部发炎、溃疡症状,可用温和灸,温补局部气血,促进收口。腹泻不管是证属脾虚还是湿热,均可灸治。

但是阴虚内热是艾灸的绝对禁忌证,切不可灸,尤其不能重灸。灸火伤阴耗血动血,易造成不良后果。我年轻时曾治疗过一个60余岁肝癌晚期患者,男性,突发呃逆,干部病房请我过去会诊,查患者舌色绛红、光剥无苔,我建议针刺治疗,但家属从北京听的所谓"秘方",要求在中脘、内关等多个穴位处重灸。我直接在会诊单上写上了:"患者阴虚内热不宜艾灸"的会诊意见。后家属找到院领导打招呼说一定要艾灸,院领导和我说就给他试试吧。我当时年轻,只能操作,艾灸了近1小时,连灸三天。三天之后我再去会诊,还没到他的房间门口,护士看到说别去了,人已经去世。一打听,艾灸三次后,患者因门静脉高压、胃底静脉曲张破裂导致的消化道大出血过世。热盛动血,古人诚不欺我。还有一位80余岁的老年女性患者,常年口干,但又畏寒怕冷,故自行在夏天使用6个灸孔的艾灸盒艾灸背部,1周3次,2周后患者突发急性尿路感染。由此可见,灸法固然有其优势,但任何治疗方法都有其适应证,需要根据患者的年龄、病位、症状、体质、阴阳气血的情况来决定灸与不灸以及定灸量。

4. 艾灸不良反应

最后,艾灸的不良反应也值得探讨。我在临床上曾有患者出现"晕灸"的情况,即艾灸后出现冷汗、晕厥等低血糖症状。我的建议是:临床上面对体质较弱的患者应缓慢施轻灸。同时艾灸治疗时应以局部温热为主,灸火不宜过烫,否则容易灼伤皮肤。同时需要小心艾灰掉落而烫伤皮肤。艾灸前后可喝温水,不能喝凉水,1～2个小时后方可洗澡,且需用热水。因为艾灸后全身气血在调整,若灸后立刻洗澡则易感风寒。

至于艾烟对人体有没有损害,个人认为短期、非持续性的艾灸一般来说对人体没有影响,因为艾和香烟的成分不一样,而且艾本身就有芳香、辟秽、杀虫、净化的作用。但在环境上还是要注意通风、排风,施灸医者需要佩戴口罩,以避免长期、累积的艾烟对呼吸道的影响。

5. 艾灸注意事项

颜面部、大血管部、关节肌腱等处艾灸时应谨慎,不可施以瘢痕灸。孕妇的腰骶部和小腹部慎用灸法。灸后如出现水泡,应根据水泡的大小,妥善处理。水泡直径在1 cm以内,一般不需任何处理,待其自行吸收即可。如水泡较大,可用消毒后的手术剪刺破、剪开泡皮,放出水泡内容物;亦可剪去泡皮,暴露被破坏的基底层,涂擦消炎药膏以防止感染,创面的无菌脓液不必清理,直至结痂自愈。灸泡皮肤可在 5～8 天内结痂至自动脱落,一般不留瘢痕。如需采用瘢痕灸之前,需先征得患者及家人同意。

注意防止艾灰脱落或艾炷倾倒而烫伤皮肤或烧坏衣物。尤其对于幼儿患者,更应认真守护观察,以免烫伤。艾条灸毕后,应将剩下的艾条套入灭火管内,或将燃头浸入水中,以彻底熄灭,谨防"死灰复燃"。

第八节　临床中药使用心得

1. 中药优势与使用时机

作为针灸医生,在临床针灸相对使用较多,中药相对使用较少。个人认为,针灸与中药各有各自的优势。针灸偏重调节全身气血的偏颇,属于中医外治法。中药从内调理人体脏腑功能,属于内治的范畴。针灸有其自身的优势,起效迅速,安全便捷,对于肌肉骨骼关节疾患、疼痛等针灸优势病证,临床应当首选针灸治疗。一些疾病诸如颈椎病、腰扭伤、非器质性疼痛等,往往有着针到病除、立竿见影的神奇疗效。而对一些以疾病日久、疑难杂症、高龄、体质虚损为主的疾病,单用针灸往往显得力有所不逮,我常配合中药。还有些患者畏惧针刺的不适感,我也会单用中药,或者针灸轻刺激,再配合中药。此外在临床,对于针灸治疗几次之后疗效不明显的患者,我也会针药结合。针灸解决部分问题,中药整体调节,补益气血。

《灵枢》多次告诫:"阴阳形气俱不足,勿取以针,而调以甘药也"。中药和针灸都是中医优秀的治疗方法,临床医生可以根据自己擅长有所偏重,但不可偏废,古之大医,很多都是针药俱佳。同时,这也是给自己一个更全面的技术体系,从而扩大疾病诊疗谱,尤其可以让我们从不同角度考虑问题,提高疑难杂症的疗效,为更多的患者解决痛苦。

2. 中药临床经验

下面分享一些我在临床应用中药诊治比较有心得的疾病。

(1)头面部疾患

面瘫是针灸科的常见病,除了针灸治疗,我常在发病后 30 天内这个早期阶段,配合牵正散加减治疗:僵蚕 10 g、全蝎 5～10 g、白附子 10 g,毒性药物剂量不宜过大。风寒加荆芥 6 g、防风 6 g、川芎 6 g、当归 10 g、秦艽 5～10 g、络石藤 10 g,另适当加抗病毒中药,如:板蓝根 10 g、银花 10 g、甘草 10 g等,气虚加黄芪 10～15 g,表虚明显用生黄芪,中气不足明显用炙黄芪;脾虚加白术 15 g、茯苓 20 g、山药 20～50 g。用上述中药配合治疗,可以让患者顺利进入面瘫平稳恢复期。

眼部疾病诸如:视疲劳、眼干燥症等各类眼病,我常给患者用中药熏洗,用药如下:枸杞子 20～30 g、白蒺藜 15～30 g、菊花 30 g。舌红加夏枯草 10～15 g、薄荷 10 g、青葙子 10～15 g;血压高、大便干加决明子 10～30 g。同时可以配合药茶内服:石斛、菊花、枸杞子;血压血脂高、便秘:决明子泡茶。青光眼眼压高:决明子、车前子各 10～15 g。另外,临床对于诸多眼底病变,需要配合辨证方药,针药并进。

肝阳上亢类型的眩晕,我一般喜欢用杞菊地黄丸,加石决明 20～30 g、决明子 15～30 g、代赭石 15～30 g、天麻 10～20 g。肾亏耳鸣的患者,我常用耳聋左慈丸加减,脾虚耳鸣用益气聪明汤加减。

颈项部的疾患,诸如各种类型的颈椎病,针灸可以改善症状,对于较为严重,针灸疗效不甚理想的患者,可配合中药使用。我自拟内服的颈痹方:葛根 20 g、白芍 10～30 g、生甘草 10 g、刺五加 10～30 g、五加皮 15 g、川芎 10～15 g、伸筋草 10～30 g、鸡血藤 10～30 g。同时配合大椎艾灸,如果不方便艾灸,让患者回家用暖宝宝热敷。

咽喉相关疾病,我针灸常用八脉交会穴之列缺配照海,加上廉泉、人迎。内服自拟养肺清咽方:桔梗 6 g、生甘草 10 g、胖大海 10 g、罗汉果 10～20 g、木蝴蝶 10 g、南沙参 10～30 g、百合 30 g、化橘红 15 g。小口频服。需要说明一下,南沙参偏补上,北沙参偏补下,所以这里我使用的是南沙参。过敏性鼻炎我常让患者买点薤白,泡醋 10～15 天。然后熏鼻,以开窍通阳。

性功能亢奋,我于 2021 年曾通过视频接诊过一个病人,男,26 岁,主要症状是睡眠期勃起亢奋,导致睡不着、睡眠浅,这种情况大概 2 年了,几乎经常如此。因为在国外,也看了西医,说是"炎症或者雄激素问题",用了一段时间西药(不详),不见好转。后来也找了在国外的中医,用药:龙骨、牡蛎、磁石、珍珠母之类,未效,痛苦不止。详细了解病史,排除了前列腺问题,患者因为学习、打工比较辛苦,压力大,食欲差,腰酸,大便偏干,舌红苔少。辨证:肾亏阴虚阳亢,心神不宁。处方:生地黄 12 g、山萸肉 12 g、怀山药 15 g、丹皮 12 g、泽泻 12 g、茯神 15 g、炙知母 10 g、炒黄柏 10 g、玄参 10 g、炙鳖甲 15 g、炙龟板 15 g、酸枣仁 15 g,口服 15 剂,嘱其忌辛辣,多运动,不要太疲劳。后来电说,药后明显好转,睡眠也改善很多,再原方减量又续服一周而瘥。

(2)五脏相关疾患

肺系的咳喘,我常用止嗽散,如果喘的比较厉害,加炙麻黄 5～10 g、浙贝 10 g、杏仁 10 g。另外百合固金汤辨证加减。

心系的心悸胸闷,我常用逍遥散和丹参饮加减,丹参用 10～30 g,加上三七 3～5 g,瓜蒌皮 10～15 g,生山楂 15～30 g,桂枝 10～

15 g、炙甘草 5～10 g、薤白 10 g、葛根 15～30 g。

脾胃相关疾患,我常用参苓白术散、健脾丸、理中汤、香砂六君丸等加减,脾气不足,胃肠动力不足的,加枳壳、决明子、焦山楂。

肝胆疾患,我常用逍遥丸加减,尤其对于中老年慢性疲劳症临床效果很不错,早晚各 10 g 逍遥丸,可以加百合 30～50 g、酸枣仁 15～30 g,可以配合甘麦大枣汤,淮小麦 50～100 g、菊花 6 g、茯神 12～15 g、夜交藤 30～50 g、陈皮 6～10 g,以治疗失眠、抑郁等。

肾主骨,颈肩腰部疼痛亦是针灸科的常见病,我也经常配合中药使用。慢性腰腿痛我一般用独活寄生汤,加补骨脂 15 g、木瓜 10 g、五加皮 15 g。膝关节疼痛我有个外用方,起名为"二草二皮一藤汤":透骨草、伸筋草、海桐皮、五加皮、鸡血藤各 100 g,水煮 30 分钟,然后用棉花纱布浸泡之后,热敷膝关节,对于缓解疼痛,改善膝关节积液、水肿都有效。如果足痛、足跟痛,足部的扭伤、陈旧损伤,用上面述方泡脚也有效。补肾角度,我常用六味地黄丸加减。对于肝、脾、肾不足,足三阴亏虚,临床疗效明显,尤以中老年人多见。使用前要注意,患者应该舌苔不腻,舌偏小,大便不可溏泻。肾虚偏阳虚者用桂附地黄丸加菟丝子,男性患者我一般用桂附比较多;眼睛的疾患我常用杞菊地黄丸加决明子;阴虚严重,加用二至丸(女贞子、旱莲草);舌红少苔阴虚火旺明显者用知柏地黄丸。此外,临床对于慢性疲劳综合征、更年期的女性,常建议他们服用六味地黄丸和逍遥丸,用中成药即可,服用方便,滋水涵木,有抗衰老的作用。

(3)其他

带状疱疹也是针灸科临床常见病,除了中医外治法,我还有一个带状疱疹的经验方:龙胆草 5～10 g(不可多用,苦寒伤脾,大剂量、久用会影响肝肾功能)、黄芩 5～10 g、栀子 5～10 g、板蓝根 15 g、茯苓 15 g、薏仁 15 g、泽泻 10 g、生地 10 g、当归 10 g、柴胡 10 g。根据疱疹部位不同,加入引经药:头面部疱疹加白芷 10 g、菊花 6 g;胸胁部疱疹加青皮 6 g、陈皮 6 g;下肢加路路通 10 g、络石藤 10～15 g。

　　酒是最古老的中药之一,时珍先生有云:"酒,天之美禄也。面曲之酒,少饮则和血行气,壮神御寒,消愁遣兴;痛饮则伤神耗血,损胃亡精,生痰动火"。我的老师徐景藩教授,就喜欢每天晚上喝一两酒(50 毫升左右)。中药里面很多药也需要用酒煎,诸如:炙甘草汤、仙方活命饮。这里需要说明的是,中药用的酒是黄酒。

　　最后,我在临床用中药,毒性药用得比较少,比较喜用植物类药,其次是动物类药、金石矿物类药。我尤喜用药食同源的药物,诸如:山药、薏仁、百合、枸杞、菊花等。也经常开 3～7 味药的小方子,让患者作为日常调理。我一直觉得,安全第一,哪怕不能"治"病,但至少不要"致"病。现代人中药、西药使用较多,脾胃久被药物所累,体质偏娇弱,临床用药需要慎重。对于临床一些疑难杂症、重症,中药使用需辨证综合考虑,以毒攻毒、攻伐之品,当斟酌慎用。

第九节　人身有疾皆可穴位刺激

　　《黄帝内经·灵枢·经脉第十》篇中有云:"经脉者,所以能决死生、处百病、调虚实,不可不通"。五十余年的临床实践,我深刻感受到:"人身有疾皆可穴位刺激"。"皆"是一个虚词,有些夸张,这并不是排斥其他中西医治疗方式的意思,而是身为一个中医针灸人的自信。自信来源于我们在临床上运用经络穴位,对全身各种疾病,甚至是疑难杂症的优秀治疗效果,应该在临床予以重视和广泛运用。在此,谈谈我的认识。

　　人体经络是人体气血运行的通路,内属脏腑,外布于全身,将各部组织、器官联结成为一个有机的整体。而穴位是经络上的重要刺激点和反应点。人身的穴位,十四经经穴有 361 个,再算上经外奇穴、"以痛为腧"、临床各种针法的穴位,远不止这么多。如此众多的穴位,上可清头目,下可达肢节,内可调脏腑,外可通经络,网络全身,沟通内外。因此,全身任何部位的问题,我们都可以尝试从疏通经络、刺激体表的穴位来解决。而穴位刺激的方法也是丰富多样的,包括但不限于针刺、艾灸、按摩、刮痧、拔罐、刺络放血等。此外还有诸如耳针、头针等多针种的穴位刺激方法。有些诸如:针刺、刺络放血等属于侵入性操作,需要医生来实施。而艾灸、穴位按摩、刮痧、拔罐等简便易行的方法,更适合日常保健或患者居家自行操作。

在日常生活中,我自己出现的很多问题,都是第一时间用穴位来治疗的。去年,我一度出现比较明显的呛咳,一旦咳嗽就停不下来,咽喉检查未见明显异常,头颅核磁发现有点小的腔梗,可能也和我抽烟有关。我就自己针刺廉泉、耳穴咽喉,平时再用揿针贴廉泉。很快,呛咳就明显好转,逐步消失。再有,3 年前我开始注意到,穿什么鞋都不舒服,下肢也有点无力,检查也没有明显问题。我就每天晨起拍打足底及足踝上下内外侧穴位,让学生给我下肢、腿部、足背、足底刮痧,明显有效,我现在还在坚持。俗话说:人老先老腿,改善下肢的气血循环,经络通畅是扶正健步的要素。这些是我的日常养生保健的应用。

在临床上,身为一个针灸人,穴位刺激也是我们最常用和最擅长的治疗方式,不仅广泛地应用于临床常见病、多发病的治疗,还能在一些疑难杂症、西医治疗疗效不甚理想的疾病中,发挥中医神奇的治疗效果。在此举一些我们的病例。

1. 胶质瘤

患者,男,37 岁。2005 年 10 月,癫痫大发作,出现身体左侧偏瘫。头颅MR提示：头部右侧颞叶占位，怀疑为胶质瘤，后于江苏省人民医院神经外科行手术切除。术后病理（北京天坛医院胶质瘤研究所）：星型细胞瘤1～2级。手术后于北京天坛医院接受化疗和放疗，3个月后经CT、MR、PET-CT检查无复发迹象。回南京后，经医院领导推荐找到我，进行肢体康复训练，同时采用中医综合治疗，系统调理体质，预防复发。每周针灸治疗2次，持续半年时间。针刺取穴：上肢：肩井、肩髎、肩髃、臂臑、曲池、手三里、外关、合谷、后溪；下肢：伏兔、风市、血海、梁丘、足三里、阳陵泉、悬钟、三阴交、公孙、足临泣、太冲；针患侧，平补平泻。头部：百会、百会前后左右各2寸、神庭、风池；耳穴：心、肝、肾、皮质下、缘中、内分泌，左针右压。全部治疗结束后，病人休息半小时，继续嘱病人取俯卧位，以风府、大椎、心俞、膈俞、肝俞、脾俞、肾俞、昆仑行针灸治疗，均平补平泻。

治疗半年，疗效显著，肢体功能得到明显改善，半年复查时未见复发，后调整为每周1次针灸治疗，体穴均为双侧运用。除此之外，嘱患者中药泡足：生熟地黄各15 g、川芎15 g、当归15 g、艾叶15 g、鸡血藤15 g，每日一次。坚持治疗3年后左侧偏瘫下肢活动正常，足温也恢复正常。上肢基本满足日常生活需要，左手精细动作略差，但能正常工作，在此期间，每半年做一次MR未见异常。

2009—2012年，患者赴北京工作，在天坛医院多次检测未见复发，同时逐步停用抗癫痫药，之后每年1次MR检查未见异常。后调整为2年检查1次，MR未见异常。目前患者生活、工作一切正常，医患为友，身体若有不适均第一时间联系我，以针灸治疗，或针药并进。

按语：胶质瘤属于较为复杂的疾病，从西医角度来说有多次复发可能性；病例特殊，权以中医试验性治疗，通理脏腑，益脑通络，理气行血。患者年轻，脏腑功能较好，恢复力较强。且患者文化高，学历高,有自己的工作前景和奋斗目标,对预期生活质量有一定内在需求,因此治疗积极,依从性强。我们也为患者精心设计治疗方案,针药并进,疗效较为理想,以期对同行临床有所启示。

2. 卒中后大便失禁

患者,女,84 岁。2020 年 8 月,出现口齿不清,左侧肢体活动不利,CT 提示脑梗死,于江宁人民医院住院治疗,18 天后病情稳定,出院诊断:① 脑梗死;② 心房颤动;③ 高血压病;④ 肺部感染;⑤ 肠功能紊乱。出院回家休养一段时间后,回盐城老家,由女儿照顾。在家人帮助下,逐渐恢复,生活可自理。既往高血压病史 30 余年,长期服用硝苯地平缓释片,房颤病史 2 年,有右眼出血病史。

2022 年开始,患者时常出现大便失禁的现象,常常排便无度,患者本人及家人极其痛苦。电话咨询本院神经内科,专家建议:如果是支配大小便相关脑组织出现脑梗死,则无法治疗。如果是多次脑梗死引起的血管性痴呆,可以改善血管循环从而改善认知。总体对症治疗,无特殊办法。

患者腹胀,纳差,大便偏稀,舌苔白腻,因患者电话问诊,未能获得脉诊资料,考虑患者高龄多病,体质虚弱,家属要求中医治疗,我考虑还是脾气失约,以补脾为主治疗。处方中药,以参苓白术散配伍诃子、肉豆蔻、芡实等收涩之品:炒白术 15 g、茯苓 15 g、白扁豆 20 g、薏苡仁 20 g、煨柯子 10 g、芡实 15 g、莲子肉 15 g、肉豆蔻 10 g。15 剂,1 天 1 剂。

因为外地患者无法针灸,嘱家属每天搓耳,每天 100 次,用粗齿的梳子梳头按摩头部穴位,再配合腹部及下肢的经络拍打,腹部和腰骶部贴暖宝宝以代替温灸。1 个月之后,患者大便失禁逐渐好转,甚至开始有点便秘;去诃子、肉豆蔻后,一天排便 7 次;再把诃子、肉豆蔻减至一半剂量,患者完全恢复正常,每日排便 1～2 次,并且排便前自己知道,有明显便意。

按语:本案患者高龄,体弱多病,久病体虚,中气下陷明显,余虽未亲诊患者,但因熟悉其体质状况,故能药证相符,一击即中。根据本人临床经验,此类久病、多病、高龄的患者,应密切观察体征脉证,及时调整用药及计量,所谓"用药如用兵"。此外,老年人更应重视中焦脾胃之气,所谓"有胃气则生,无胃气则死",切记。该患者于 2022 年 7 月,正值持续高温,又复感染"新冠"病毒而西去。

3. 黄斑水肿(视网膜静脉阻塞)

患者,女,78 岁,2018 - 03 - 10 就诊。主诉:左眼视力下降半年。既往史:否认糖尿病、高血压、冠心病等。2017 - 08 - 14 无明显诱因出现左眼视力下降,于我院眼科就诊,查:裸眼视力 0.8/0.05,左眼眼底照相示:视盘旁脉络膜萎缩,左眼全视网膜散在大量火焰状浅层出血及圆片状深层出血,静脉血管迂曲扩张显著,黄斑区结构不清,光学相干断层扫描(OCT)示囊样水肿改变。眼底荧光素血管造影术(FFA)提示为缺血型视网膜静脉阻塞。诊断:左眼视网膜静脉阻塞,左眼黄斑水肿。分别于 8、9、10 月中旬在玻璃体腔内注射雷珠单抗,并于 10 月底行全视网膜激光光凝术。2018 - 01 复查,眼底照相示:视盘境界清楚,视网膜出血较前明显吸收,静脉迂曲扩张改变较前明显好转。OCT 示黄斑囊样水肿复发并伴局限性浆液性视网膜神经上皮层脱离。裸眼视力右眼 0.8、左眼 0.15,予玻璃体腔内注射雷珠单抗＋曲安奈德联合治疗后,黄斑水肿消失,裸眼视力 0.8/0.15。2018 - 03 复查,眼底视网膜出血基本吸收,黄斑水肿又起,复予雷珠单抗＋曲安奈德玻璃体腔内注射,黄斑水肿未有好转,裸眼视力: 0.8/0.15。转至我科求诊。双眼干涩,时有胀痛,双耳耳聋,神疲乏力,纳不香,早醒,醒后难以入睡。舌质淡,舌体胖,苔薄白,脉弦细。

考虑辨证从脾虚入手,针灸取穴:睛明、攒竹、太阳、承泣、四白、天柱、风池、合谷、足三里、阴陵泉、光明、三阴交、太冲。隔日治疗1次,连续治疗3个月。复查:裸眼视力:右眼0.8、左眼0.3,OCT示:黄斑水肿较前吸收,中心凹结构较前恢复。继续治疗,改每周治疗1次,连续治疗3个月后,复查:裸眼视力右眼0.8、左眼0.4,OCT:黄斑水肿消失,中心凹下椭圆体带不连续。

按语:视网膜静脉阻塞是一种比较常见的视网膜血管疾病,主要表现为视力急剧下降,好发于中老年人,发病率仅次于糖尿病视网膜病变。黄斑水肿是其常见并发症,目前黄斑水肿主要通过视网膜激光光凝、玻璃体腔内注射抗-VEGF(如雷珠单抗、贝伐单抗)或皮质类固醇(如曲安奈德、地塞米松植入物)治疗。本例患者黄斑水肿反复发作,多次西医治疗控制不佳,从中医角度辨证针刺治疗,通过针刺激发经气,促进眼底及眼周气血的运行,使血脉通利,血行则水消。本案提示,针刺有一定的消除黄斑水肿、防止复发、提高患者视功能的作用。并且较西药具有花费少、安全、无毒副作用等优点。但同时,针灸对本病的治疗是一个长期的过程,在治疗前需与患者提前沟通,让患者做好心理准备。

4. 心肌梗死昏迷

患者,男,65岁,急性心肌梗死球囊介入术后昏迷,气管切开,上呼吸机。体温低,血压低,胃肠动力不足,持续床旁球囊刺激起搏,持续床旁透析,保温毯维持体温中。糖尿病、脑梗病史。查体:面色苍白,呼吸25~30次/分,腹软、无肠鸣音。临床诉求促醒脱机,恢复胃肠动力。

针灸治疗,取体针:百会、四神聪、颞三针,进针沿皮刺1.2寸,留针4小时。太冲、太溪、太白,毫针直刺0.5寸;肓俞、阴交、水分,贴撤针。耳穴:神门、心、脑、耳中;一侧耳廓毫针直刺0.1寸,另一侧耳廓贴撤针。

三次治疗后,患者停用球囊起搏,再治疗一天后顺利呼吸机脱机,肠鸣音恢复,开始正常鼻饲进食。

体会:这是我们团队成员在我院心脏大血管外科ICU会诊的一个病例。我们虽然是一家西医三甲医院,但是我们的西医同道不会囿于门户之见。只要是对病人有益处的治疗方法,他们都会积极尝试。而我们每一次的疗效,又会进一步让他们建立对中医治疗的信心,在遇到新的问题时,会想到寻求我们中医的支持,建立了一种良性的合作。

此例患者虽危重,但在多种针灸方法综合治疗下,亦取得了满意的疗效。头皮针久留针,静以候气;撤针对比一般毫针,可久留、无疼痛感,更具一定补益作用。诸法同用,共奏开窍醒神、补虚补气之功。但要注意的是,患者阴阳形气俱不足,还应积极应用中药补养辅助正气以善后。

5. 结语

综上,"人身有疾皆可穴位刺激"的想法来源于我们在临床的所见所闻,来源于针灸卓越的临床疗效,人体从头面五官、九窍到四肢各部,从内在脏腑到体表肌肤,无不渗透着经脉腧穴的概念,而实际临床中,各系统脏腑病、经络病、急性病、慢性病,自古以来历代医家已在治疗上取得了丰富而宝贵的经验。运用针灸等方法治愈了大量的常见病症以及疑难杂症。这在大量的古今文献中都可以查见。我们的前辈,如我科许瑞征教授,他看病病种杂、技术专、病人多,几乎全部依靠针灸治疗而门庭若市,是我的榜样。当然这些都离不开扎实的基本功和长期的临床磨炼。希望大家能在针灸的道路上日益精进，不断扩大针灸的治疗范围，提高针灸的临床疗效，拯救更多的苍生黎民。

第十节　养生观和特色践行方法

随着社会发展和经济进步，中国已正式进入人口老龄化社会。人民群众对健康的要求日益提高，养生逐步受到重视。我在临床从医五十余载，对中医养生形成有一定自己的理解，结合自身行医经验、生活体会和广大患者朋友的需求，融贯中医"治未病"理念和脏腑经络理论之所长，总结出一系列养生理念和独具特色的践行方法，在此分享给诸位。

1. 养生观

关于健康养生，我遵循《内经》十六字箴言："**饮食有节，起居有常，不妄作劳，形与神俱**"。

（1）饮食有节

我认为首先需要做到饮食有节，而后方可谈养生。营养均衡、有规律的饮食对维持消化系统的健康有重要意义。中医学认为，脾胃处一身之中州，是"后天之本"，即出生后机体所有生命活动都需要依赖脾胃摄入的水谷精微（即现在的营养物质）。反之，如若不注意饮食健康，则易损伤脾胃。明代医家李东垣在《脾胃论》中提到"内伤脾胃，百病生焉"，西方医学之父也曾说：所有的疾病都源于肠道。过度追求口腹之欲，嗜食肥甘厚味，或甜咸失度，不仅易患消化系统疾病，还会导致患高血压、糖尿病、高脂血症、高尿酸血症、肝肾疾病风险增加。应结合自身情况调整营养比例，科学饮食。

（2）起居有常

起居有常，常即为规律。一日可分为昼夜，一年可分为四季，这是时间的规律。生命体均应遵循这一规律，规律作息，方能保持健康。养生不是一蹴而就，而是依赖于良好习惯的养成。《内经》中记述："春三月，此谓发陈，天地俱生，万物以荣，夜卧早起，广步于庭，被发缓形，以使志生，生而勿杀，予而勿夺，赏而勿罚，此春气之应，养生之道也。逆之则伤肝，夏为寒变，奉长者少。""冬三月，此谓闭藏。水冰地坼，无扰乎阳，早卧晚起，必待日光，使志若伏若匿，若有私意，若已有得，去寒就温，无泄皮肤，使气亟夺，此冬气之应，养藏之道也。逆之则伤肾，春为痿厥，奉生者少。"至今对于因地因时调整生活作息仍具有指导意义。

（3）不妄作劳

与起居有常相对的，是违背自然规律的生活方式，包括过度熬夜、房劳和过度的运动，这些活动往往因透支体力损害身体健康。当注意到社会发展导致从事脑力工作的人群比例激增，该类人群普遍缺乏运动锻炼。"生命在于运动"，运动锻炼对于维持健康体魄具有重要意义，反之，用进废退，缺乏运动锻炼者往往导致心肺功能下降、肌肉含量减少、内脏脂肪增多、免疫力低下等问题。中医认为：动则生阳，阳气不升，则易致痰浊、水饮等病理产物内生，卫气不固，外邪则乘虚而入。动与静相对，在养生中却是相辅相成的关系。运动需要个体化，《内经》云："久视伤血，久卧伤气，久坐伤肉，久立伤骨，久行伤筋，是谓五劳所伤"。提示要结合自身具体健康状况选择运动项目。如：身体超重而且有腰椎、膝关节等退行性病变的朋友，不宜爬山、跑步、远足乃至太极拳这类对关节有损伤的运动，较适合八段锦这类较缓和的导引功法或游泳等对关节负担较轻的运动。另外，如久病初愈、长途奔波、高强度工作之后，运动量应酌情减少，不可强行运动锻炼，以避免进一步劳累机体，耗伤气血。

（4）形与神俱

形与神俱即不仅要有健康体魄，更要重视心理健康。现代医学对疾病的认识已转变为"生物-社会-心理"这一综合模式。心理健康现在逐渐受到重视。年轻朋友有工作、升学压力，中年朋友精神压力多来源于操心子女和赡养老人。中医认为情志不畅最易伤肝，往往由一脏累及多脏，疾病由此而生。尽管多数人知晓心理健康的重要意义，但现实生活中卸下所有精神负担往往仅存在于理想状态、求而难得，规劝别人放宽心态也是宗教才会提及的伪命题。虽如此仍建议大家在生活工作的压力中能做到自我调整，寻求平衡。

（5）其他

此外，需要加强自我健康管理意识，要尽量摒弃不良的嗜好。要实现健康的自我管理，首先应对自己的身体状况有完整的认知。大众对自身健康的评估主要依赖医疗机构提供的体检服务，以及媒体的相关科普。如感觉不适，建议尽快就医，在正规医疗机构指导下完善医学检查。建议每年常规体检，以期对健康状康有全面的了解，做到早发现早诊治。需要摒弃不良习惯。大量研究表明，烟酒嗜好对身体无任何裨益，且增加患心脑血管疾病、肺病和肝肾疾病的风险。对青年朋友建议其尽量戒除。对中老年朋友，如确系患有上述疾病则建议戒除，以免加重病情和导致复发，其他的则建议尽量戒除或减量。

2. 践行方法

（1）晨起饮水

明朝永乐年间太医刘纯曾提出了著名的养生十条，其中的第一条就是晨起饮水，"晨起胃气最弱，故而饮凉水以激胃气"。夜间机体代谢过程导致一夜睡眠后人体大量缺水，且子午流注学说认为早晨

5～7点是大肠经运行之时，此时补充水分可帮助大肠排便排毒。温白开水300～1 000 ml，分次饮服，若血压高，可用杭白菊泡水、西洋参泡水补气养阴，养胃明目可用枸杞子、石斛泡水；疏肝养肝通便可用决明子泡水；消脂化痰、理气和胃可用山楂、陈皮、化橘红煮水代茶饮。

（2）中药熏眼

中药熏蒸是通过煮沸中药令其成分挥发，并借助温热效应治疗局部疾病的治疗方法。中医学认为，五脏六腑、全身经络之精气皆上走轻窍，汇聚于目，中医眼科五轮八廓学说将眼依据结构分为肉轮、血轮、气轮、风轮、水轮，对应脾心肺肝肾五脏。中药熏眼不仅能改善眼及眼周的血液循环，且对五脏有益。我晨起第一件事即以决明子、菊花、木贼草煮水，以其蒸气熏眼约一刻钟，熏眼后感耳目清明，颇感舒适，一般白菊花、决明子、枸杞子、木贼草煮水可先蒸熏面目，而后口服。于熏眼后即可行洗漱或其他锻炼，待其冷却可以饮用。

（3）耳穴按摩

全息医学理念中，耳可以反映身体各个部位的生理功能。耳穴也是针灸学者认识和治疗疾病的手段之一。大量临床研究证实，当脏腑和躯体有病时可在耳廓相应的部位上出现阳性反应，施行针刺、贴压、放血等可治疗相关疾病。耳穴按摩简单易行，依次以拇、食指揉搓耳廓、耳尖、耳根，分部按揉耳甲腔和耳垂，以达到提神醒脑、强健筋骨、提升免疫的功效。具体步骤为提捏耳尖，拽拉耳垂，再进行耳廓分区按摩，耳屏、对耳屏、角窝、耳甲艇、耳甲腔分别予以按摩，最后再以全耳按摩收尾，这样对全身各个部位脏腑组织器官、四肢百骸的反射区都予以充分刺激。对耳廓分区按摩时，可用纸巾裹住手指进行，提高舒适度，又防止搓伤耳廓皮肤。耳廓按摩法可用于耳廓皮肤、肌肉，可使皮肤内丰富的毛细血管扩张、促进循环、改善营养。还能激发经气,疏通经络,并可刺激感觉神经末梢,产生神经系统的反射作用,调节神经的兴奋和抑制功能,调整脏腑生理功能,调动机体的免疫功能,并经体液、淋巴等传递到相应的脏腑产生效应、平衡阴阳,维持正常的生理功能,达到振奋精神、防治疾病、增强体质、延年益寿的作用。

(4)头面部按摩及梳头

头为诸阳之会,手阳明大肠经、手少阳三焦经、手太阳小肠经、足阳明胃经、足少阳胆经、足太阳膀胱经和督统一身经络的任督二脉均会合于此。头面部按摩同样起到醒神、疏经活络作用。头部常规可选择百会、神庭、头维等穴,面部可选择阳白、睛明、四白、迎香等穴。按摩头部时可以木梳梳头替代常规按摩,选其梳齿稍钝者收效较佳。古代养生家主张"发宜多梳",《诸病源候论》说:"千过梳头,头不白"。梳头能疏通气血,散风明目,荣发固发,促进睡眠,对养生保健有重要意义。梳头的正确做法应该是:由前向后,再由后向前,由左向右,再由右向左,如此循环往复,梳头数十次,最后把头发整理,把头发梳到平整光滑为止。梳发时间,一般可在清晨、午休、晚睡前,或者其他空余时间皆可。梳头是还可结合手指按摩,即双手十指自然分开,用指腹或者指端从额前发际向后发际,做环状梳理揉动,然后再由两侧向头顶揉动按摩,用力均匀一致,如此反复做数十次,以头皮微热为度。面部按摩除点按穴位之外,可以搓热双手覆于面部,反复若干次,有改善面部气血流注功效。

头面部为诸阳之首,人体的十二经脉和奇经八脉也都汇合于此。头部穴位有几十个,约占全身穴位的 1/4,还有十多个特定头穴刺激区,另眼部、耳部、鼻部、口唇部均有各自的生物全息概念。通过头面部按摩及梳头,可以繁荣头面部诸窍的气血,可以增加头发根部的血液流量,增强黑色素细胞的活性,并增加黑色素细胞的数量,乌发的营养便得以补充。此外,在人的头皮上,分布着许多血管、神经、皮脂腺、汗腺等,梳头时不仅能除去头皮屑和油垢,而且当梳齿在头上来回轻轻划过时,能刺激神经末梢,通过大脑皮层来调节头部神经和让头部紧张的状态得以松弛,促进血液循环,使毛囊、皮脂腺、汗腺得到充分的营养,从而上清下调,元神振奋,诸脏腑皆安。

（5）经络拍打

我很重视经络拍打,既可疏通经络,又可活动四肢。经络拍打既往也常被用于腰痛等疾病的治疗。具体操作可以手掌或薄厚适中的木板沿经络进行有节奏地拍打。拍打力度可因体强体弱、胖瘦、耐受与否进行调整,确保身体舒适条件下,尽可能保证刺激量。详细步骤为:甩动双臂,带动手掌对胸部腔中及两侧胸前壁的上方（中府、云门）、腋下（极泉）以及双侧肩部,左右交替进行拍打,一般一侧拍打20下,对双侧的肘部、以神阙为中心的腹部,依次对下肢的大腿、小腿阳面和阴面、双侧腘窝进行轮番拍打,拍打下肢后活动踝关节、趾关节,然后对腰窝及腰骶部进行拍打。最后可运用棍棒或木板对项背部进行拍打,活动全身关节,甩手踢腿,转头弯腰。此外,还可以用按摩油,对小腿到足内侧（三阴交到公孙、太白）,小腿外侧（悬钟到足临泣）进行按摩,有补肾健脾、通络健步的效果。

3. 结语

我国正处在经济快速发展时期,医药卫生行业发展和人民群众对健康的需求仍存在不平衡。中医药"治未病"的养生理念的科学普及或惠及全民,是极具社会意义的大事。我总结的只是我本人应用的养生理论和方法,并不完备。希望能给读者带来一定帮助和启发。

第十一节　会阴穴溯源及应用

　　会阴穴居下腹最低处前后阴之间,归属任脉,任脉总摄全身诸阴之脉,为阴脉之海,阴气之所聚会,故名"会阴"。其具体定位,男性在阴囊根部与肛门连线的中点处;女性在大阴唇后联合与肛门连线的中点处,与百会穴相呼应。从解剖角度看,其位于海绵体的中央;穴下分布会阴浅、深横肌、会阴动、静脉分支及会阴神经的分支。会阴穴非临床常用穴位,但对泌尿生殖系统相关疾病,如神经性尿频、慢性前列腺炎、阳痿、遗精、遗尿、大小便失禁、功能性尿潴留、肛周瘙痒症、乳腺小叶增生,操作得当,可取得良好的疗效。其部位较为特殊,实施针刺操作时较为不便,故临床报道及研究较少。在此将其源流及我的临床应用心得简述如下。

　　1. 溯源

　　会阴穴首见于《针灸甲乙经》:"会阴,一名尾翳,在大便之前,小便之后,两阴之间,任脉别络,挟督脉冲脉之会,刺入二寸,留三呼,灸三壮"。又名"屏翳"(《甲乙经》)、"金门"(《千金要方》)、"下极"(《医宗金鉴》)、"海底"(《针方六集》)、"下阴别"(《素问》)等别称。

　　会阴穴是任脉的络穴,任脉、督脉及冲脉皆起于此,"一源三岐"。督脉为阳脉之海,任脉为阴脉之海和冲脉为经脉之海,会阴穴一穴贯三经,故其临床治疗范围较广。其一,会阴穴可治某些前阴病,《针灸甲乙经》载其治疗"小便难,窍中热,男子阴端寒,女子血不通"。《针灸大成》载其"主女子经水不通,阴门肿痛"。《普济方》会阴穴善治"女子经不通,男子阴端寒冲心"。《针灸铜人经》云"灸三壮,主会阴、谷道瘙痒"。故本穴对于临床由各因素引起之排尿不畅及尿潴留,女子月经不调、外阴炎、阴道炎,男子由阳虚阴寒引起的阳痿、射精不能等效佳。其次,《针灸甲乙经》之后的针灸文献皆有会阴治疗痔、大便不通的记载。《千金要方》曰:"会阴,主阴中诸病,前后相引痛,不得大小便"。《千金翼方》:"主大便不通……飞扬、商丘、复溜、劳宫、会阴、承筋、扶承、委阳、委中、并主之"。对于直肠脱垂者,亦有佳效。上述两点皆为"腧穴所在,主治所及"。此外,会阴穴还可用于治疗神志病和急救,《千金翼方》将其列入十三鬼穴之一,名为"鬼藏",用治"暴痫不知人,卒发癫狂"。针刺会阴穴用于急救在民间广为流传。《针灸聚英》:"卒死者。针一寸。"

关于本穴的刺灸法,《铜人》云:"可灸"。针刺多取胸膝位或左侧卧位,下肢屈曲,直刺五分至一寸,病者多有酸麻抽掣感。灸者直接灸稍嫌不便,故或改之以针,或改以麦粒者小灸。另外,会阴穴与人体头顶的百会穴为一直线,是人体精气神的通道。百会为阳接天气,会阴为阴收地气,二者互相依存,相似相应,统摄着真气在任督二脉上的正常运行,维持体内阴阳气血的平衡,它是人体生命活动的要害部位。经常按摩会阴穴,能疏通体内脉络,促进阴阳气的交接与循环,对调节生理和生殖功能有独特的作用。

2. 现代研究

共检索出会阴穴相关临床研究文献 138 篇,共涉及 53 个疾病。其中频次居前的疾病有慢性前列腺炎、前列腺增生、阳痿、肛周瘙痒症、遗精、尿潴留、顽固性遗精、外阴营养不良、便秘等。

具体对会阴穴的干预措施方面,共涉及 22 种不同组合方法,其中,针刺和穴位注射最为常用,其次是激光照射、按摩、电针、艾灸等。

3. 会阴穴针刺方法

会阴穴针刺体位多采取膝胸位或左侧卧位,下肢屈曲,快速进针,针尖沿体轴直入深达五分得气,针感向会阴周围扩散,随针体深入可使整个生殖器、肛门内、耻骨上产生酸麻抽掣感,深三寸时针感可达下腹部,肠蠕动增强,肠鸣音活跃,捻转大于 90°时多不能忍受,男性者下尿道如虫行感直达龟头,女性阴道外阴部可有紧缩麻酥样感,针尖向两侧偏斜,得气感可到股内侧达膝关节处。拔针后多数人诉会阴部乃至下腹舒适,持续半小时左右,部分男病人针后排尿前有少量黏液流出,便秘者排便轻松爽利。针刺深度有报道可达 4 寸,我体会一般应兼顾得气与安全,如超过 3 寸,有时会出现针下落空感,因此男性 1~2 寸,女性 1~1.5 寸为宜,深刺恐伤及盆腔器官。

会阴处皮肤痛阈低,穴下正对会阴中心腱,针入阻力较大,捻转提插有明显紧涩感,针刺手法必须娴熟,入针方向正确,出针后以干棉球压迫稍许,自用此穴以来,尚未见出血、血肿及不良反应。

会阴穴处皮肤比较容易被污染,针前应嘱患者局部清洗,更换内裤,消毒必须严格。会阴为患者隐私处,治疗时最忌旁人窥视,切忌单独为女患者施术。术中可能出现的感觉必须向患者详细说明。留针期间务必做好遮盖,操作必须态度严谨认真。该处痛阈低,穿刺皮肤时必须快速,出现剧痛可暂时停针,隔 3~5 分钟后再施术。

4. 病案

杜某某,女,60 岁,退休。于 2019 年 6 月就诊。主诉:尾骶部疼痛 8 个月,加重伴腰痛 1 周。现病史:2018 年 11 月因饮少量红酒后,不胜酒力,头晕欲吐,随即昏倒,尾骨着地,第二天出现尾骨疼痛,至当地医院就诊,查 CT 尾骨无骨折(患者口述,具体不详),予扶他林局部外用,症状未见明显好转。后疼痛逐渐发展,间断至当地医院针灸科进行针灸治疗,取穴以腰骶局部为主,疗效不显。近 1 周,因长时间坐沙发,疼痛症状加重,严重时牵扯至会阴部疼痛,从坐姿站起时及排便时症状明显,伴下腰部酸胀疼痛。查体:腰椎生理曲度存在,双侧直腿抬高试验(—),跟腱反射正常,L4、L5 椎旁轻度压痛,骶骨裂孔旁及尾骨周围压痛明显,CT 片示:L4—L5 椎间盘膨隆,L5—S1 椎间盘稍向后突出,骶尾椎序列正常,周围软组织未见明显异常。西医诊断:尾骨痛,中医诊断:痹症(气滞血瘀)。治则:活血化瘀,通络止痛。予针刺治疗。取穴:会阴穴。

操作:邀一名女学员陪同,患者取左侧卧位,下肢屈曲,碘酒消毒 3 遍,用 0.3 mm×40 mm 毫针,针体沿体轴快速刺入皮下后,缓慢针刺入 20～25 mm,做小幅度匀速提插捻转行针,以出现抽掣、酸困、麻胀痛为度,留针 30 分钟,留针期间针刺部位做好遮盖。首次治疗结束,患者即觉疼痛减半,仅在坐下站起时稍觉掣痛。嘱其隔日前来治疗,以相同方式共针刺 3 次,尾骶部及下腰部疼痛消失。分别于 2 个月和 1 年后随访,症状未再发作。

按语:慢性尾骨痛是一种以尾骨尖部慢性疼痛为主要表现的临床疾患,其典型疼痛表现为后仰坐姿时,特别是从坐到起身时,出现尾骨疼痛,多见于女性,与女性解剖结构及怀孕等因素有关。尾骨痛可归属于中医的"伤筋"范畴。本例患者起病有明确的外伤史,局部气滞血瘀,病情迁延不愈,病久入络,故本病主要病理机制为气滞血瘀,络脉不和,故治疗以调节局部气血,疏通经脉为主。治疗选"会阴穴",一方面,取其近治作用,另一方面,"会阴穴"为任、督、冲三脉之所起,任脉为阴脉之海,督脉通于脑为阳脉之海,冲脉又为血海,会阴一穴贯三经,故针刺会阴具有平衡阴阳,通调气血的作用,本病例针刺后不但尾骶部疼痛缓解,而且腰骶部疼痛也随之好转。

本例患者多次 CT 检查虽未见明显的尾骨骨折,但从解剖学上,尾骨之间由纤维组织联结,尾椎上附有肛提肌、尾骨肌、耻尾肌等,这些肌肉均是尾骨前方和侧方的牵拉要素,当尾骨受伤或劳损时,尾椎间联合的稳定性下降,附着在尾骨周围的肌肉发生失衡性挛缩,在排便、行走、端坐、坐站转换的情况下尾椎间会出现微动,久而久之,易造成无菌性炎症,产生疼痛,牵拉尾骨附近的尾神经,也会产生分布区域的症状和体征。会阴穴位于尿生殖三角与肛门三角分界处的中央,深处正对致密的会阴中心腱,其间有 S2—S4 分出阴部神经通过,针刺会阴穴对调节局部肌肉张力及神经功能具有重要作用。

女性的生理及解剖特点,导致本病发病率高于男性,女性骨盆宽大前倾,在坐位时,尾骨较易接触椅面而成为受力点,在累积性应力作用下尾椎的排列关系及周围韧带张力发生紊乱,引起腰骶、会阴疼痛等一系列症状,长期慢性损伤导致疾病迁延和反复。本例患者通过针刺会阴穴而起到明显疗效,随访年余未再有痛苦。

第十二节　风池穴临床经验

1. 腧穴概况

关于风池穴的定位,散载于《素问》《针灸甲乙经》《针灸资生经》《医宗金鉴》等古医籍之中,最早见于《灵枢·热病》篇"所谓五十九刺者,两手外内侧各三……耳前后口下者各一……风池二,天柱二"。亦有"热府"的别称。大部分医家认为其归属于足少阳经,但存在着与阳维脉或者手少阳交会等不同的观点。风池穴位于项部,枕骨下,胸锁乳突肌与斜方肌上端凹陷处,平风府穴,其解剖结构,由外至内,由浅至深,依次为皮肤→皮下组织→斜方肌和胸锁乳突肌之间→头夹肌→头半棘肌→头后大直肌与头上斜肌之间。其浅层部有枕小神经和枕动脉、静脉的分支或属支,深层有枕大神经,并紧邻延脑、小脑、大脑组织。正是风池穴位置的特殊性,决定了其治疗病种的多样性,但风池穴自古就有《素问·刺禁论》言:"刺头中脑户,入脑立死"的记载,但我认为,随着现代针具的发展、消毒的普及,只要注意针刺方向和深度,针刺风池穴还是很安全的。

2. 临床应用

针刺风池穴可以松解枕下相关肌群以及颈部周围的肌肉、韧带、神经,改善和缓解局部组织的粘连、挛缩,消除血管、肌肉、神经的卡压。因此对于头面疾患效果较好,简述如下。

（1）脑卒中

脑卒中即中风又有"厥证""偏枯"等名称,临床中根据病位和病情的不同分为"中经络"和"中脏腑"。中风的发病多因患者阴阳不平衡、头部血脉淤阻,影响脑神失养而发病。

对中风之中经络和中脏腑均可以使用风池、五星头穴(本人经验穴:百会及百会前后左右各二寸的四个穴位)为基本主穴。中经络者以手足阳明经为主,上肢不遂可以选取:合谷、外关、曲池、肩髃等;下肢不遂可以选取:太冲、丘墟、三阴交、悬钟、阳陵泉、足三里等。中脏腑者以督脉穴和手厥阴经穴为主,主穴:水沟、百会和内关,闭证配十二井穴、合谷、太冲;脱证配关元、气海、神阙等。耳穴:心、肝、肾、艇中、皮质下及病变对应部位的耳穴。在进行脑卒中治疗时,风池穴可以单独针刺或双针刺,务使风池穴下有明显的酸胀感,局部放射感。

（2）失眠

随着生活节奏的加快,生活压力的增大,失眠不再是老年人独有的疾病,越来越多的中青年患者,尤其是脑力劳动者失眠症状越来越突出,严重困扰着患者的生活,伴随着患者焦虑抑郁的产生。

风池穴位于胆经循行线上,既可以舒畅情志,又可以直接作用于头部,舒畅脑神,改善紧张的枕部筋膜,使人放松,临床常以体穴风池、百会、四神聪、印堂、神门为主,证属心肾不交者,配以心俞、肾俞、三阴交和太溪;证属肝火上扰者,配以肝俞、胆俞和三阴交;证属胃气不和者,配以胃俞、足三里。耳穴以神门、皮质下、枕、肾、耳尖放血等为主。我主张治疗失眠时,针刺风池穴应重刺激,双针刺或三针刺,起到上清头目,安神助眠的作用。

（3）耳鸣

耳鸣是指在无外界声源时,耳内或颅内感知有一种或多种声音,分为客观性耳鸣和主观性耳鸣。主观性耳鸣无法检查到,由听觉系统中的异常活动引起,是一种很复杂的疾病,具有多因素起源。耳鸣无明确原因,大多数情况下没有根治方法。耳鸣对病人的困扰十分痛苦,降低了患者的生活质量。当今耳鸣的发生多和心肾相关,肾开窍于耳,心寄窍于耳,心气不足,肾虚易致耳鸣的发生。

临床治疗耳鸣,我主张补肾为主,辅以通调少阳,补中有泄。选用紧邻耳窍的风池穴,采用捻转补泻的手法,疏通局部气机,使气畅则耳通,达到头目清、耳窍通的作用。临床主要以体穴:风池、耳门、听会、听宫、翳风、外关,中渚。证属肝肾亏虚者,配以肾俞、肝俞、三阴交、太溪;证属风阳上扰者,配以曲池、风府、足临泣。耳穴常选用:心、肾、交感、内分泌、三焦、缘中和内耳等。风池穴双侧使用,并可穴位注射甲钴胺,每穴 0.5 ml 或患侧 1 ml。

（4）头痛

头痛是由外感或内伤所致脉络挛急或失养,清窍不利而引起的,以患者自觉头部疼痛为主要表现的临床常见病证。其病机可分为不通则痛和不荣则痛两类。临床中可以引起头痛的原因比较多,虽病因复杂,但病位相对固定。

腧穴所在主治所及,风池穴为治疗头痛要穴。临床选穴:双侧风池为君,另配百会、神庭,根据头部归经配用头维、太阳、印堂、率谷、合谷、外关和后溪为主。我认为治疗头痛的关键在于"清",属于内伤者要分清肝阳、清痰浊、清瘀血,属于外感六淫者要分祛风寒、清风热等不同,最终达到上清头目、舒展清阳、气血调和,则头痛可止。使用针灸治疗时,证属肝阳上亢者,配以太冲、行间、足临泣;证属痰浊上扰者,配以丰隆、阴陵泉;证属气滞血瘀者,配以血海、膈俞、三阴交;证属风寒头痛者,配以大椎、列缺;证属风热头痛者,配以曲池、合谷、后溪。耳穴主要选用:枕、颞、额、耳尖、神门、皮质下、内分泌等。

（5）动眼神经麻痹

动眼神经麻痹是一种可由多种病因导致的眼球运动异常、上睑下垂及瞳孔受损的疾病。其主要特征为上睑下垂,眼球上转、内转及下转受限,患眼瞳孔散大,对光反应迟钝或消失,可伴有复视。针灸在临床中治疗眼疾具有良好的临床疗效。

动眼神经麻痹属于传统医学"睑废"范畴,《灵枢·邪气脏腑病形》曰"目者宗脉之聚也"。临床体穴以:重用双侧风池、患侧睛明、阳白、鱼腰、太阳等穴为主。证属肝肾亏虚者,配以:三阴交、太溪、太冲;证属外伤所致者,体穴配以:血海、膈俞等;证属脾胃虚弱者,体穴配以:脾俞、胃俞、足三里等。耳穴以:眼、额、脾、肝、交感、内分泌、皮质下为主。风池穴,针尖朝向同侧眼球,并可风池穴注射甲钴胺0.5～1 ml,可营养神经、强化疗效,从而舒畅头部气血,清利头目,眼窍启痹而复明。

（6）贝尔麻痹

贝尔麻痹是周围性面瘫最主要类型,其以单侧面部瘫痪、额纹消失、眼裂闭合不全或不能闭合、口角下垂歪向健侧等为主要临床表现,个别为双侧发生,发病年龄由小儿至老年人不等,以面部表情肌群运动功能障碍为主要特征。我认为贝尔麻痹的急性期要注重激素的用量,要短期及时足量递减的使用,急性期的针灸不使用电针治疗面部,可使用 1 寸的短针进行轻刺激,重视灸法,急性期过后,可以采用适当深刺、透刺或者加用电针的方法加强穴位的刺激。

临床选穴:风池、翳风、阳白、太阳、下关、颊车、地仓、迎香、合谷等穴为主。属风寒外袭者,配以风池、翳风和下关穴采用温针灸并灸大椎等治疗;证属气血亏虚者,配以足三里、太溪、气海和关元。耳穴以面颊、眼、额、口、皮质下等为主。贝尔麻痹多由正气不足,脉络空虚,风邪乘虚而入,中经络,引发面部筋脉失于濡养,重用风池穴,针尖朝向鼻尖,意在驱散风邪,上清头目,使经络通畅,肌肉筋脉得以气血濡养。面瘫的针灸治疗,不宜长期连续,应间歇休息,一方面减少面部穴位的疲劳性,使其穴位的敏感性得以恢复,更加有利于面瘫的尽早恢复。

3. 病案举隅

(1) 动眼神经麻痹

李某某,女性,46 岁。2019 年 10 月 15 日初诊。

主诉:右眼睑下垂半月余。患者半月前外伤引起右侧眼睑下垂,并进一步的检查排除动脉瘤和脑血管疾病,考虑外伤后引起动眼神经麻痹,予以营养神经等对症治疗,但效果不佳。刻下:患者右侧上睑下垂,眼部干涩,眼位呈外下斜位,伴情绪低落,纳寐差,二便尚可,舌质暗有瘀斑,苔薄,脉弦。西医诊断:动眼神经麻痹;中医诊断:睑废(气滞血瘀证)。治拟行气活血,启闭眼睑开合。

针刺取穴,体穴:风池、百会、睛明、攒竹、阳白、丝竹空和太阳,都取患侧,曲池、血海、足三里都取双侧;耳穴患侧:眼、额、交感、肝、脾。

针刺操作:针刺风池穴时,双针刺,针尖朝向同侧眼球,阳白针刺时透向鱼腰,余穴位常规针刺,得气后留针 30 分钟,每日 1 次,连续针刺 6 次,休息 1 天,7 天为一个疗程。

治疗结果：针刺 1 次后右侧眼睑有轻微的上抬趋势，针刺 2 个疗程后，右侧眼睑基本可以正常抬举，眼球可以内收，针刺第 3 个疗程时去除百会、曲池和血海，余穴同前。针刺 3 个疗程后，眼部功能基本恢复，眼珠运动自如。

按：患者外伤后引起气血运行失和，经脉失畅，肌肉失去濡养，则出现眼睑下垂、眼位异常等证。脉证合参，属于传统医学睑废（气滞血瘀证）范畴，现代医学诊断为：动眼神经麻痹。针刺风池穴时，采取双针刺，极大地增强了风池穴的针感，针尖朝向同侧眼球，激发经络之气作用于患侧眼部，改善眼位，升提下垂的眼睑。睛明、攒竹、阳白、丝竹空和太阳是眼局部穴，调整局部气血，肝开窍于目，百会是肝经之相交穴，起到升提睑胞之意，曲池、血海、足三里远部选穴，并配合耳穴，共奏调神定志、活血化瘀，激发经络之气，启闭眼睑开合之功，从而达到治愈动眼神经麻痹的作用。患者针刺 2 个疗程后，症状显著改善，因此继续重用风池配以眼部周围取穴，去除百会、曲池和血海，余穴同前，间日一次，三个疗程而愈。

（2）贝尔麻痹

王某，男，63 岁。2019 年 11 月 5 日初诊。

主诉：左侧口角歪斜 1 年余。患者 1 年前因劳累，晨起后发现左侧口角歪斜，听信偏方自行膏药贴敷治疗，后逐渐加重，间断于当地医院行口服药物和针灸等治疗，未取得良好疗效，刻下患者左侧抬眉较差，鼻唇沟变浅，口角向右侧歪斜，神疲乏力，纳差寐尚可，舌质淡，苔薄，脉沉细。西医诊断为：贝尔麻痹；中医诊断为：口僻（气血亏虚证）。治拟补气活血，濡养筋脉。

针刺取穴，体穴：风池、翳风、阳白、太阳、下关、颊车、地仓和迎香都取患侧，气海、关元、合谷、足三里和太溪都取双侧；耳穴取患侧面颊、眼、口、脾、肝、肾。

针刺操作:针刺风池穴时,针尖朝向鼻尖,面部穴位针刺采用平补平泻手法,其余穴位常规针刺,得气后留针 30 分钟,起针后风池穴予以艾条温和灸 15 分钟,最后采用甲钴胺注射液予翳风、太阳、下关、颊车,每个穴位 0.5 ml 进行穴位注射。针灸隔天 1 次,1 周三次,10 次为一个疗程。

治疗结果:治疗 1 个疗程后左侧可以看到稍许的抬眉,鼻唇沟加深,口角歪斜程度减轻,继以原穴继续治疗;针灸治疗 2 个疗程后,左侧基本可以正常抬眉,鼻唇沟加深,口角歪斜程度明显减轻,去除气海、关元、足三里和太溪,余穴同前;针灸治疗 3 个疗程后,除左侧口角做表情时少许不自然,其余基本与病前无明显差异。

按语:患者起初失治误治,贻误了面瘫的最佳时机,加之患者年高,肝肾亏虚,气血不能充足地濡养经络,脉证合参,证属气血亏虚。针刺风池穴时针尖朝向鼻尖,起针后配合艾条温和灸,温通经络,活跃气血运行,翳风、阳白、太阳、下关、颊车、地仓和迎香局部选穴,调畅局部经络气血运行,配合气海、关元、合谷、足三里和太溪远部取穴,并联合耳部选穴,共奏补气养血,温经通络之功。患者年过半百,气血运行功能较差,甲钴胺注射液局部注射可以营养局部神经,中西合璧,杂合以治,祛口僻。患者针灸 2 个疗程后,症状明显减轻,因此去除气海、关元、足三里和太溪,余穴同前,共治疗四个疗程,面瘫康复如常。

(3)枕大神经痛

周某,男,53 岁,就诊日期:2019 年 8 月 12 日,主诉:"反复后枕部疼痛 3 年,加重 1 周"。现病史:患者 3 年前无明显诱因出现后枕部疼痛,以右侧为重,发作时,疼痛剧烈。于当地医院就诊,诊断为"枕大神经痛",曾口服"普瑞巴林、加巴喷丁、甲钴胺"等药物治疗,未见明显缓解,后辗转多地治疗;最近一次是予其"枕大神经阻滞术"治疗,短期效果可,但症状反复。1 周前长时间吹空调后,患者后枕部疼痛剧烈,口服药物治疗后未见明显改善。经人介绍,前来我科就诊,刻下:患者后枕部疼痛时作,发作时疼痛剧烈,以夜间明显,疼痛视觉模拟评分法(Visual Analogue Scale,VAS)评分:6分,颈椎功能障碍指数(Neck Disability Index,NDI)评分33分,余无明显不适,舌质淡,苔白腻,脉沉,纳可,寐差,二便调。既往体健。西医诊断:枕大神经痛;中医诊断:头痛(风寒阻络证)。治法:疏风散寒,温通经络。针刺取穴:体穴:双侧风池、完骨、透风(个人经验穴:风池穴的外上方,头窍阴与风池穴连线与胆经循形线的交点)、后溪、外关和风府穴;耳穴:枕部压痛点、皮质下、胆。操作:患者俯卧位,暴露头颈、耳部和上肢,局部用碘伏棉签消毒穴位处皮肤后,耳穴采用0.25 mm×25 mm毫针,单手进针,进针约6 mm;风池穴采用0.35 mm×40 mm毫针,进针约10 mm,在其左右各针入一根0.25 mm×25 mm毫针,进针约6 mm;透风穴采用0.25 mm×40 mm毫针,针尖朝向风池穴方向,进针约10 mm;其余腧穴采用0.25 mm×40 mm毫针,常规针刺,进针20~30 mm。对风池穴加用1壮常规艾炷,温针灸治疗,留针30分钟,一周针灸3次,10次为一个疗程。

患者当天针灸过程中,疼痛即明显减轻,起针后感觉后枕部有轻松感,嘱患者注意头颈部保暖,调节情绪,日常作息规律。针灸1个疗程后,患者VAS评分2分,NDI评分12分,疼痛发作次数明显较少,夜间能正常睡眠。结束1月后,电话随访,患者后枕部疼痛未作。

按语:随着人们生活方式的改变,低头的频率逐渐增高,后枕部吹风受凉的机会也大大增加,枕大神经痛的发病率逐年上升,并有年轻化的趋势,治疗手段亦从单纯的药物治疗发展为理疗、手术等多种方式,但临床症状改善有限。针灸在非药物疗法治疗痛症方面具有明显的优越性,从经络循行方面,足少阳胆经与枕大神经在头颈部的循行路线有重合部分,且枕大神经的穿出点与风池穴极为相近,因此推断枕大神经放射至乳突、外耳、穿出点等部位的疼痛可能和足少阳胆经的病变最为相关。胆经所主病候："是主骨所生病者，头痛，颔痛"，因此患者的头痛治疗不可避免地要选择胆经腧穴，风池穴更是必不可少。《古今医统大全》对头痛病进行系统性总结："头痛自内而致者，气血痰饮；五脏气郁之病；东垣论痰厥、气虚、血虚头痛之类也"。唐代药王孙思邈认为风邪为头痛主要的病因，在其《千金方》提到"风头痛""风头寒痛"，因此在治疗本病的过程中，我主张"穴、针、灸"并重，在"选穴"中，祛风散寒为第一要素，选用风池、风府和透风穴，既是局部取穴，也是为加强祛风散寒作用；完骨穴，足少阳胆经腧穴，文献记载："耳后起骨如城郭之完备，拱卫脑府，中藏神系，通于耳目，故名完骨"。其具有通经活络，消肿止痛，疏散风热之功；后溪穴手太阳小肠经腧穴，八脉交会穴通督脉、输穴，临床中常用来治疗颈项强痛腰背疼痛等症，效果显著，督脉"上至风府，入属于脑，上巅，循额"，其循行路线经过颈部、枕部、巅顶部等部位，因此后头痛、顶痛、项痛可能与督脉病变有关；外关穴，手少阳三焦经腧穴，其支脉分布于侧头部，与足少阳胆经同气相求，共同起到疏经止痛的功效。耳穴中选用枕部压痛点、皮质下、胆，既从现代解剖学经验理论出发，又结合传统中医学理论。采用 0.35 mm 粗细的针灸针，并联合改良后的齐刺法，既方便施以温针灸，又加强了针感。在"艾灸"中，我认为风池穴施以灸法尤其重要，既符合传统医学对枕大神经痛治疗上的认识，又能体现灸法在现代医学中消炎镇痛的作用。

4. 结语

头部既是神明之府又是诸阳之会，头面诸窍，乃人体精阳之汇，敏感之窗，是人体生命中枢统帅之聚。风池穴浅层解剖除富有血循环的各肌肉群组织再深入亦有枕小神经、枕大神经等，也是椎动脉、基底动脉所在地,深层有大脑、小脑、延脑等组织;其丰富的神经网络及其血供是首躯通行的枢纽要穴;针刺风池穴具有局部邻近及其针感传导的发射泛散作用,乃至于整个头面部产生疏通经络,调整气血,益脑神明的作用,更是全身气血调节的枢纽区域,特别是头面部的疾病,具有良好的调治作用。

风池穴的选用一般不受患者体位的影响,对于当今的针灸科治疗环境普遍存在的治疗床紧张的情况,我通常在病人到达诊室后,或先予其针刺风池穴,令病人在外面等待,不但能起到调神的效果,更是能发挥"上清头目"的作用。除上述病症外,临床上风池对于眩晕、痤疮、眼疾、鼻病、口腔咽喉、耳疾、养生保健美容等诸症都有临床疗效价值,期望和广大同道一起探索风池穴的特殊效应及作用机理。

第十三节　背俞穴临床经验

背俞穴,是脏腑之气输注于背腰部的腧穴,位于背腰部足太阳膀胱经的第一侧线上,即后正中线(督脉)旁开 1.5 寸处。这个 1.5 寸怎么取呢? 我一般要求患者将手自然放于身体两侧,找到肩胛骨内侧缘,其与后正中线的距离为 3 寸,取一半即为 1.5 寸。

背俞穴首见于《灵枢·背俞》,篇中载有五脏背俞穴的名称和位置。从中医角度来说,背俞穴和督脉上下贯通,直达内脏,兼顾四肢百骸,故对全身脏腑功能皆有调节作用,尤擅调节对应脏腑的功能。我个人体会,五脏背俞穴更为重要和常用,在临床上,对于患者病程较长,偏虚损的患者,我都会在正常治疗之后,再让患者俯卧位,把对应背俞穴针上。

从现代医学角度来说,背俞穴作为脏腑气血的背部通达之处,其定位亦相合于现代医学内脏的神经分布节段。这种解剖上的相合决定了对背俞穴的调整能通过内脏—中枢—外周的信息传递而达到更好修复脏腑功能的作用（详见表3）。

表3　现代医学器官的神经节段与中医背俞穴的定位对应

器官及其神经节段		背俞穴及其定位	
肺	$T_1 - T_5$	肺俞	T_3
心	$T_1 - T_5$	心俞	T_5
脾	$T_6 - T_{10}$	脾俞	T_{11}
胃	$T_6 - T_{10}$	胃俞	T_{12}
胆	$T_6 - T_{10}$	胆俞	T_{10}
肝	$T_7 - T_9$	肝俞	T_9
小肠	$T_9 - T_{11}$	小肠俞	S_1
大肠	$T_{11} - T_{12}$	大肠俞	L_4
肾	$T_{11} - T_{12}$	肾俞	L_2
膀胱	$T_{11} - T_{12}, S_2 - S_4$	膀胱俞	S_2
/	/	三焦俞	L_1
/	/	厥阴俞	T_4

我临床多用背俞穴治疗尤其慢性病、虚弱性疾病、疑难杂症。针刺时，我个人一般直刺、循经向上向下斜刺，或者向内斜刺，不向外斜刺，我认为背俞穴向外斜刺就不是背俞穴了。针入深度0.5～1寸，稍酸胀即可。背部针刺都有一个安全性的问题，背俞穴也是，一定要结合患者的高矮胖瘦考虑针刺深度，对于瘦的患者，胸椎段的背俞穴尤其要注意。如果患者针刺后出现胸闷，一定要及时急诊就诊，排除气胸。除了针刺以外，背俞穴还可以使用穴位注射、艾灸（长蛇灸）、拔罐、走罐、捏脊等很多方法刺激。

【病案】

1. 半身出汗案

患者张某某,男,34 岁,因"右半身多汗半年余"前来就诊。患者自诉半年前无明显诱因下出现上述症状,偏身汗多症状明显,在同样温度、环境等刺激下,右半边身体(头面、后背、前胸、上肢、下肢)汗出如水;同时伴右膝关节、右踝关节酸痛不适以及右侧偏头痛,右侧眼睑略下垂,常规体检示"肝脏血管瘤、胆囊息肉"。患者自诉平日脑力工作繁重,但空余时间喜好运动(健身、长跑、篮球)。刻下患者神疲,右半身汗多,右膝关节、踝关节酸痛,睡眠不佳,脉细弱,沉取无力,舌质淡。

据舌脉及患者平素工作情况、健身习惯等,患者整体气血虚弱,这种虚弱是整体性的,非单独一二脏腑所致,且迁延半年之久。同时脏腑气血的虚弱已映射于外,表现为右侧身体固摄津液功能障碍而致汗出,亦致膝关节、踝关节气血不足失于濡养而致酸楚不适。故秉承"急则治其标,缓则治其本"的原则,先以局部取穴增强右下肢关节气血的流注,再以"调补五脏精微"为原则,择背俞穴调其根本。

诊断:汗证(肝虚血亏,气虚失固)

治则:和肝养血,健脾益气

治疗:①"急则治其标":取右侧内外膝眼、足三里、阳陵泉、阴陵泉、丘墟、中封、三阴交。丘墟、中封、三阴交使用 0.25 mm×25 mm 一次性毫针;余穴使用 0.25 mm×40 mm 一次性毫针,单手进针,直刺 15～25 mm,进针后小幅度捻转提插,以得气为度,留针 30 分钟;隔天治疗 1 次,共计治疗 5 次。

②"缓则治其本":取心俞、肺俞、肝俞＋胆俞、脾俞＋胃俞、肾俞;使用 0.25 mm×40 mm 一次性毫针,单手进针,直刺 25 mm 左

右,进针后小幅度捻转提插,务必行针至手下产生"如鱼吞饵"之沉紧感,留针 30 分钟;隔天治疗 1 次,共计治疗 10 次。

对患者膝关节、踝关节局部调整 5 次后,踝关节症状已消除,但膝关节晨起酸痛偶有。考虑到关节症状只是脏腑及全身气血亏虚的局部反应,故仍应以调补脏腑精微为根。背俞穴针刺治疗 2 次后,患者自诉夜间睡眠沉,同时白天精力较前旺盛;治疗 5 次后,患者偏身汗多症状基本消除,又治疗 5 次加以巩固。

按语:此患者原属气血旺盛中青年,但工作劳累加调养失度、运动疲劳过甚,气血耗伤、脏腑失衡、精微缺损,而致右半身津液不能固摄而汗出,同时右眼睑下垂肌肉缺失气血濡养、右侧下肢关节酸痛皆应以背俞穴和肝健脾、调补脏腑为治疗法则。

2. 抑郁症案

患者高某某,女,48 岁,因"头昏、胸闷、嗳气、失眠 2 周"前来就诊。患者半个月前因家庭突遭变故出现头昏头晕、严重失眠、胸闷、食后嗳气、下肢无力,既往体健,经朋友推荐来我科门诊就诊。刻下患者神疲,面色白,言语无力,胃口差,夜间睡眠易醒约 4～5 次,脉细弱,沉取无力,舌淡。

患者家庭遭遇重大变故,情绪受到打击,以肝先受邪,影响肝疏泄气机的功能而致气血无法按照正常路径行进至各脏腑,出现上窍昏蒙、胸闷气窒、脘腹不适、四肢乏力症状。当先缓解肝因情志异常出现的气机疏泄功能失调,同时以背俞穴加强各脏对气血的运化功能,从而减轻各脏所主部位出现的诸多症状。

诊断:郁证(肝失疏泄,肝胃不和)

治则:疏肝解郁、健脾生气

治疗:取双侧心俞、肺俞、肝俞＋胆俞、脾俞＋胃俞、肾俞;使用

0.25 mm×40 mm 一次性毫针,单手进针,直刺 25 mm 左右,平补平泻,手法宜轻,每次留针 20 分钟;每周治疗 3 次,共 4 周 12 次。

当治疗 3 次后,患者诉睡眠变深,由夜间醒 4～5 减少为 1～2 次,但食后嗳气、清窍昏蒙、下肢无力症状仍有。后加服逍遥丸,继续治疗 3 周后患者症状逐渐好转。

按语:患者因情志打击造成肝气郁滞、疏泄运转气机功能异常,木乘土影响消化功能,肝气郁滞为先,肝气横逆伤脾胃而致嗳气、呕恶等胃气上逆之症,治疗在使用背俞穴调整脏腑功能的基础上,辅以逍遥丸,以柴胡舒肝、白芍柔肝、当归补血、白术茯苓益气、薄荷微凉辛散、生姜微温和中的功效,肝胃同调、气血双生,达"上清头目、下利肢末、内调脏腑、外通经络"的临床治疗效果。

参考文献

[1] 杨甲三,曹一鸣.腧穴学[M].上海:上海科学技术出版社,1984.

[2] 灵枢经[M].北京:人民卫生出版社,2015:62.

[3] 黄帝内经素问校释[M].北京:人民卫生出版社.2006.

[4] 张仁,徐红.眼病针灸[M].上海:上海科学技术文献出版社,2014.

[5] 仲远明,王茵萍.针灸学[M].南京:东南大学出版社,2017.

[6] 程凯,周立群.耳穴诊疗学[M].北京:人民卫生出版社,2020.

[7] 黄丽春.耳穴诊断治疗学[M].北京:科学技术文献出版社,1991.

[8] 吴旭,盛灿若.急症针灸学[M].南京:江苏教育出版社,1999.

[9] 王茵萍,仲远明.耳穴诊断新编[M].北京:人民卫生出版社,2012.

[10] 王茵萍,仲远明.耳穴治疗新编[M].北京:人民卫生出版社,2012.

[11] 张其成.张其成讲读《黄帝内经》养生大道[M].南宁:广西科学技术出版社,2008.

[12] 杨兆民,周静珍.杨兆民针灸临床经验集粹[M].北京:人民卫生出版社,2008.

[13] 何崇.中医临床家邱茂良[M].北京:中国中医药出版社,2001.

[14] 王虹,徐长江.口碑医生[M].南京:南京师范大学出版社,2013.

[15] 陈巩荪,许瑞征.耳针研究[M].南京:江苏科学技术出版社,1982.

[16] 陈巩荪,许瑞征.耳针的临床应用[M].南京:江苏科学技术出版

社,1987.

[17] 仲远明,朱兵,邢剑秋,等.人体耳穴的电容时变性研究[J].中国针灸,1997(7):388,399－400.

[18] 仲远明.针刺治疗复发型单纯疱疹验案[J].针灸临床杂志,1995(4):37.

[19] 仲远明.针刺人中穴为主治疗急性腰扭伤21例[J].江苏中医,1993(5):34.

[20] 仲远明.睛明穴的针刺方法及其血肿处理[J].江苏中医,1992(11):23.

[21] 仲远明.试谈针灸止呃五法[J].江苏中医,1992(4):18－19.

[22] 仲远明,印春龙.耳穴贴压法治疗痛经50例[J].南京医学院学报,1989(2):134.

[23] 周静珠,张朝晖,仲远明.仲远明教授"清脑调脾"针刺法治疗功能性消化不良经验总结[J].上海针灸杂志,2023,42(5):531－534.

[24] 周帅,张朝晖,朱丹,等.仲远明教授"穴、针、灸"并重治疗枕大神经痛经验[J].中医外治杂志,2023,32(2):129－130.

[25] 姜丽芳,吴洁,符强,等.针刺会阴治疗严重慢性功能性便秘临床疗效观察[J].中国针灸,2023,43(2):128－132.

[26] 朱蕊,朱丹,张朝晖,等.基于文献计量学耳穴疗法诊治眼病临床疾病谱及应用规律研究[J].时珍国医国药,2022,33(7):1660－1663.

[27] 朱丹,陈欢,仲远明.仲远明教授针刺"会阴"治疗尾骨痛医案及其体会[J].中医外治杂志,2022,31(3):131－132.

[28] 周帅,朱丹,张朝晖,等.仲远明运用风池穴治疗头面诸疾经验探析[J].江苏中医药,2022,54(2):29－31.

[29] 仲璟怡,朱丹,仲远明.读《黄帝内经》,从新冠肺炎谈健康养生

[J]. 祝您健康,2021(9):16 - 18.

[30] 朱丹,仲远明. 发性黄斑水肿案[J]. 中国针灸,2020,40(8):849 - 850.

[31] 朱丹,高岑,仲远明.针刺治疗干眼症临床疗效观察[J].中国针灸,2019,39(8):837 - 840.

[32] 高岑,张朝晖,仲远明.基于数据挖掘耳穴干预眼科病症疾病谱及穴位使用规律的研究[J].中国中医眼科杂志,2018,28(6):375 - 378.

[33] 仲远明.耳体针联用顺通胃气法治疗胃肠动力性疾病[J].江苏中医药,2015,47(3):31.

[34] 仲远明,王茵萍,刘晓铭.延缓衰老针灸治疗方案的优选[A]//中国针灸学会耳穴诊治专业委员会、国际耳医学专业研究协会.2010 中国(大连)国际耳穴诊治学术研讨会论文集,2010:158 - 163.

[35] 仲远明,王茵萍,陈巩荪,等.近十年耳郭诊断的临床应用状况与前景[J].山东中医杂志,2010,29(1):68 - 70.

[36] 仲远明,蔡红,王茵萍,等.耳穴毫针法的临床运用体会[J].江苏中医药,2005(2):32 - 33.

[37] 仲远明,俞明,胡智慧,等.耳穴电特性反应胃癌病变的特异性研究[J].江苏中医,2001(12):43 - 44.

[38] 仲远明.辨证论治在针灸临床中的运用[J].甘肃中医,1998(3):38 - 39.

[39] 徐万里,仲璟怡,张朝晖.养生有道"上医治未病",取医学典籍之精华,践行智慧养生[J].祝您健康,2022(11):20 - 22.

[40] 陈巩荪,仲远明,胡智慧.论耳穴单穴(独穴)的研究[C].//世界中西医结合大会论文摘要集.1997.

［41］仲远明.针灸与抗衰老［C］//中国针灸学会耳穴、腧穴专业委员会.全国学术研讨会论文集,2006.

［42］王茵萍,仲远明.常见疾病的耳穴辅助诊断［M］.天津:天津科技翻译出版公司,2011.

［43］王茵萍,仲远明.常见疾病的耳穴治疗［M］.南京:东南大学出版社,2011.

［44］魏睦新,仲远明.中医针灸一本通［M］.北京:科学技术文献出版社,2009.

［45］张宝泉,杨献英,仲远明.针灸妇科学［M］.天津:天津科学技术出版公司,1997.

［46］刘晓铭,仲远明,等.腰椎间盘突出症患者耳穴表面的物理特征变化［J］.中医杂志,2012,53(4):311－313.